AF319883

CONSIDÉRATION

SUR LE

TRAITEMENT DES PLAIES

PRODUITES

PAR

LES ARMES A FEU

PAR

Constantin COMANEANO

DOCTEUR EN MÉDECINE DE LA FACULTÉ DE PARIS

Ancien interne des hôpitaux de Bucharest,
Médecin de Régiment,
Chevalier de l'Étoile de Roumanie, etc.

PARIS

ALPHONSE DERENNE

52, Boulevard Saint-Michel, 52

1881

A MA MÈRE

Regrets éternels.

A MON PÈRE

A MA SOEUR

AVANT-PROPOS

Pendant la guerre de 1877-1878, entreprise par les Russes et les Roumains contre les Turcs, je fus attaché au service de l'ambulance de la 4me division militaire campée devant Plevna, et de la 1re division installée devant le Viding. J'eus pendant ce temps l'occasion d'observer un nombre considérable de blessés, et de comparer attentivement les résultats obtenus par l'emploi des différents traitements. De là m'est venue l'idée d'écrire aujourd'hui sur ce sujet.

Nous sommes beaucoup trop inexpérimenté sur la partie qui fait l'objet de notre travail inaugural pour songer à prétendre formuler des règles. Depuis longtemps, d'éminents praticiens ont tracé les lignes de conduite du chirurgien sur le champ de bataille : mais par ce fait même que les cas qui s'y présentent sont d'une immense variété, on conçoit qu'il n'y ait pas à ce sujet de règle absolue.

Ainsi nous sont expliquées les divergences des auteurs en ce qui concerne les traitements des plaies produites par les armes à feu : on peut dire, en effet, que les indications chirurgicales aussi bien que thérapeutiques varient avec chaque blessé.

CONSIDÉRATION

SUR LE

TRAITEMENT DES PLAIES

PRODUITES

PAR LES ARMES A FEU

HISTORIQUE

Il existe deux époques principales dans l'histoire des moyens imaginés par l'homme pour faire la guerre à ses semblables. Ces deux époques existent aussi pour la chirurgie.

La première époque a précédé et la seconde a suivi l'invention de la poudre à canon. Dans la première époque, les instruments piquants, tranchants, contondants, lancés avec la main ou à l'aide de diverses machines de forme et de volume variables à l'infini, ont été seuls mis en usage. Dans la deuxième époque on a ajouté à tous ces moyens de destruction, une puissance nouvelle, c'est-à-dire la poudre dite à canon, qui imprime aux corps qu'elle met en mouvement, une vitesse qui surpasse de beaucoup celle que possédaient les anciens (frondes, catapultes, baliste, etc.) ; c'est à dater de cette époque que les armes à feu devinrent le principal instrument de la guerre.

Parlons d'abord de la première époque.

Une science aussi utile, aussi nécessaire que la chirurgie, a dû naître avec les hommes. Aussi en découvre-t-on des traces dès l'enfance du monde, mais effacées ou défigurées par la variété et l'incertitude des traditions.

On avait certainement pansé une plaie avant qu'il y eût des chirurgiens. Car cette belle partie de la science de guérir n'a point été pratiquée dans les premiers temps par des individus exclusivement voués à sa pratique, et les hommes devaient emprunter d'abord de toutes mains des armes pour combattre les maux qui les entouraient. Laissons de côté tout ce qu'ont d'obscur et de suspect toutes ces traditions si reculées, tout ce que peut fournir de singulier, de bizarre, l'enthousiasme poétique qui personnifiait et déifiait les hommes et les choses utiles, laissons de côté les incertitudes de la mythologie, les fables puériles et frivoles, les histoires symboliques, emblématiques qui défigurent ou rendent si pénible l'histoire de l'art ; passons l'histoire si infidèle, si incomplète, au moins en ce qui concerne l'art de guérir, des Égyptiens, des Hébreux, des Indiens, des Chaldéens, des Perses, des Babyloniens, des Mèdes, des Chinois, des Japonais, des Celtes, des Germains, des anciens Gaulois, etc., etc., et arrivons à un temps où, cet art de guérir étant plus généralement et surtout plus sagement réservé à des hommes studieux, nous trouverons des documents plus positifs, des règles tracées pour l'exercice de l'art, et intéressantes à rappeler ; notre intention n'étant d'ailleurs que de jeter un coup d'œil historique rapide sur les hommes de l'art qui nous ont fourni des matériaux utiles.

Nous ne nous arrêterons pas sur les temps fabuleux de

la Grèce, époque à laquelle il n'existait point de chirurgiens proprement dits, sur l'histoire et les travaux de
Chiron, d'Esculape, déifiés par les Grecs, de Machaon et
de son frère Podalire, princes et chirurgiens célèbres.

Remarquons cependant que ce fut Machaon qui suça la
plaie de Ménélas qui avait été blessé par une flèche, pratique qui prouve que la succion était déjà employée dans
ces temps reculés contre les plaies. Nous remarquerons
aussi que le débridement fut connu dans ces temps héroï-
ques et fabuleux.

C'est ainsi que nous voyons Patrocle, ami d'Achille,
qui était lui-même élève de Chiron, débrider la plaie
d'Euripile pour en extraire le trait qui y était resté.

Après le siège de Troie, où tous ces héros divinisés par
les Grecs, avaient fait merveille en chirurgie, cette science
retomba dans l'oubli ; et jusqu'à Hippocrate, descendant
des Asclépiades, qui étaient eux-même descendants d'Esculape, on ne trouve qu'une généalogie sèche de préten-
dus chirurgiens dont les préceptes ne sont d'aucune ressource.

Il faut arriver à Hippocrate, qui vivait dans le ve siècle
avant l'ère chrétienne, pour trouver quelque chose de plus
précis sur la chirurgie des blessures en général.

La chirurgie de cet homme célèbre est d'une grande
utilité ; son traitement des plaies est de les laver avec du
vin. On trouve aussi dans Hippocrate quelques faits chirurgicaux intéressants : telle est, en particulier, l'histoire d'un
corps étranger, resté six ans dans une plaie, sans qu'il en
résultât d'inflammation, d'hémorrhagie, ni de gène dans
la partie. Hippocrate fit lui-même l'extraction de cette

flèche au bout de six ans. Il profite de cette occasion pour recommander de ne pas trop tourmenter les malades pour extraire les corps étrangers, quand ils ne donnent pas lieu à des accidents sérieux.

. Les contemporains ne firent guère avancer la chirurgie et principalement celle qui traite des blessures faites par armes de guerre. Parmi ses disciples nous trouvons cependant Diocles de Caryste qui, suivant Celse, a inventé un instrument propre à extraire les traits, nommé Graphiscos ; nous trouvons ensuite Critobule, qui, dit-on, fit l'extraction d'une flèche de l'œil de Philippe, roi de Macédoine, et le guérit sans difformité. Ce même chirurgien fit aussi à Alexandre, son fils, l'extraction d'une flèche du bras, à l'aide d'une incision. Nous voyons que le débridement était un moyen passé en usage dans la pratique.

... Les guerres nombreuses d'Alexandre-le-Grand, la protection qu'il accordait aux sciences auraient dû faire naître des chirurgiens militaires et faire avancer la science ; nous ne trouvons cependant rien de pareil.

Il en est de même des premiers temps des Romains, il n'y avait point à cette époque de chirurgiens dans leurs armées. On parle cependant d'un certain Synalus, médecin d'Annibal, qui s'occupait de la cure des plaies, d'un certain Perusin, qui, de soldat, devint médecin des plaies ; ce dernier soigna le fils de Régulus, blessé dans un combat, et il lui rendit un grand service en le pansant.

Mais généralement on ne s'occupait de ces plaies qu'accidentellement, et l'art chirurgical resta pendant très longtemps dans l'enfance.

C'est l'an 535 de la fondation de Rome que parut dans

cette ville, Archagatus, chirurgien grec, qui s'occupait de la cure de plaies, et auquel on donna le nom de médecin vulnéraire.

Archagatus fut expulsé de Rome pour quelques mauvais succès qu'il éprouva.

Les chirurgiens égyptiens qui restèrent à Rome et qui ne faisaient point ombrage aux Romains ne firent guère avancer cette branche de l'art de guérir. Cependant, les Romains sentant enfin le besoin de conserver leurs guerriers, introduisirent les chirurgiens dans leurs armées, ils en eurent un par légion. Cela ne s'était pas vu avant eux.

Il faut cependant arriver jusqu'à Celse, qui vivait sous Auguste, sous Tibère et sous Caligula, pour trouver une suite de préceptes sur les blessures par les armes de guerre employées à cette époque. Mais aussi ces préceptes sur les blessures par les armes de guerre, desquels l'expérience des siècles suivants a confirmé l'utilité, semblent satisfaire aux indications les plus générales que présentent celles qui sont compliquées de la présence du trait qui les a faites. Ces traits, dit Celse, doivent être enlevés par l'ouverture qu'ils ont faite ou par un point opposé à cette ouverture.

Ils doivent être extraits par l'ouverture d'entrée, lorsque cette ouverture est large et que ce trait n'est pas à grande profondeur. Dans les autres cas, il faut faire une contre-ouverture. Cette dernière méthode semble préférable à l'autre, comme plus sûre et plus propre qu'elle à éviter des déchirures dangereuses, à prévenir l'inflammation, et à donner un écoulement facile aux produits de la blessure. Il faut alors faire vis-à-vis la pointe du trait, une ouverture qui permette de le saisir avec les doigts ou une pince, et de l'extraire ; ce précepte est de rigueur lorsque le fer du trait est armé de pointes en retour qui ne manqueraient pas de déchirer les parties. Il faut alors agrandir l'ouverture non par dilatation, comme quelques-uns l'ont dit, mais avec le scalpel ; telle est l'expression littérale de Celse, « *amplianda scalpella plaga, est.* » Dans le cas où le trait, moins profondément engagé, pourrait être extrait par l'ouverture qu'il a faite en entrant, il faudrait agrandir cette plaie pour l'extraire, plus facilement et diminuer le danger de l'inflammation. Ici se trouve encore le principe du débridement des plaies. Dans le cas où le fer du trait ou de la flèche serait armé de pointes déliées, Celse conseille de le couper dans la plaie, à l'aide de pinces ou de tenailles incisives et dans le cas où elles auraient trop d'épaisseur ou de force, il faudrait environner, enfermer en quelque sorte, les pointées dans la profondeur de la plaie, elles devraient en être retirées en même temps que le fer de l'instrument vulnérant.

On trouve dans ce chapitre remarquable d'autres préceptes pour l'extraction des balles de plomb, ou en trouve enfin pour l'extraction des traits des flèches, etc., logés dans les os. Il faut, dit Celse, ébranler ces traits, les arracher, soit avec la main, soit avec une pince, ou s'ils ne peuvent être ébranlés, il faut les dégager, en appliquant autour d'eux quelques couronnes de trépan.

Celse ne pouvait manquer de parler des blessures faites par des armes empoisonnées alors fort en usage parmi les peuples barbares que les Romains avaient à combattre ; et, chose remarquable, il conseille d'appliquer dans ces cas une ligature au-dessus de la plaie, d'attirer le poison au dehors, à l'aide de ventouses, moyen renouvelé depuis, et qui serait évidemment insuffisant dans le cas où il s'agit d'une plaie profonde, large et sinueuse.

On trouve donc dans Celse d'excellents principes généraux sur l'extraction des corps étrangers, sur les contre-ouvertures et les débridements, principes qui font encore pour quelques-uns la base du traitement des plaies par armes à feu.

Après Celse il faut franchir une longue suite de siècles pour trouver quelque chose d'intéressant dans la chirurgie des blessures par armes de guerre.

Galien qui vivait cent cinquante ans après cet auteur, a fort peu brillé dans cette branche de l'art de guérir, et jusqu'à Paul d'Egine, qui vint dans le viie siècle après Jésus-Christ, on ne trouve que des travaux peu intéressants. Nous excepterons toutefois la description du tétanos, par Areté de Cappadoce, contemporain de Néron ; les considérations sur les plaies de tête, par Héliodore, ive siècle après l'ère chrétienne. Dans ces ouvrages, Paul d'Egine a consacré un chapitre à décrire les traits et les flèches dont se servaient les anciens, la composition et la forme de ces instruments meurtriers, et la manière de les extraire ; il recommande un instrument nommé *atracton*, instrument barbare, espèce d'arbalète à laquelle on attachait la flèche et dont la brusque détente l'arrachait quelle que pût être sa résistance. Cet auteur parle beaucoup des balles de fer, de plomb et d'étain lancées par les machines à jet, qui produisaient de fréquentes blessures dans son temps ; il conseille aussi le *belucum* dont s'était servi Hippocrate.

Jusqu'à Pitard, chirurgien du roi saint Louis, qui fonda en 1260, à Paris, le collège de chirurgie de Saint-Côme, nous ne trouvons rien à recueillir dans la chirurgie des Arabes et des moines.

Les Arabes n'ont rien laissé d'important pour la guérison des plaies et l'extraction des corps étrangers qui les compliquent si souvent ; ils n'employent pour cela que les instrument grossiers imaginés par les Grecs.

Guy de Chauliac, qui florissait vers le milieu du xive siècle et qui améliora toutes les parties de la chirurgie, proposa un grand nombre d'instruments pour enlever les corps étrangers des plaies ; on trouve encore parmi eux l'atraction de Paul d'Egine, des dilatatoires pour élargir les plaies et frayer une plus large issue aux corps étrangers, des tarières pour extraire ces corps lorsqu'ils sont implantés dans les os, etc. Nous ne trouvons cependant pas encore la description des blessures par armes à feu dans les œuvres de Guy de Chauliac (1), avec quel finit la première époque.

Seconde Époque.

C'est vers le milieu du xive siècle que l'invention des armes à feu avait ouvert un nouveau champ à la chirurgie.

Néanmoins on ne trouve dans aucun auteur de ce temps l'indication du traitement des plaies causées par ces instruments meurtriers. C'est dans le xve siècle seulement que les plaies par armes à feu commencèrent à être considérées comme devant nécessairement entrer dans les manuels de chirurgie.

Dans les premières années de xve siècle, la chirurgie était

1. La première édition latine publiée en 849.

encore, malgré les institutions de Pitard et les travaux de
Guy de Chauliac presque entièrement abandonnée aux bai-
gneurs et aux barbiers, et paraissait vouloir se rapprocher
entièrement de l'état dans lequel elle se trouvait chez les
premiers Grecs.

Les chirurgiens, qui ne savaient ni lire ni écrire, n'é-
taient certainement pas en état de la perfectionner. Les
médecins auraient cru déroger à leur dignité en s'occupant
des opérations, de sorte que cette branche si utile de l'art
de guérir demeurait entièrement négligée. Dans ce temps,
en effet, l'Europe possédait à peine un chirurgien instruit,
et il fallait se rendre en Asie lorsqu'on voulait trouver un
bon chirurgien.

Nous avons une preuve convaincante de cette pénurie
dans les moyens extraordinaires que Mathieu Corvin, roi
de Hongrie, fut obligé d'employer pour se procurer un chirurgien en état de le guérir d'une blessure qu'il avait reçue
dans une bataille contre les Moldaves. Il fit publier partout
qu'il comblerait d'honneurs et de richesses celui qui par-
viendrait à le guérir. Ces promesses séduisirent enfin, en
1468, Hans de Dockembourg, chirurgien d'Alsace qui
partit pour la Hongrie, et rétablit le roi. Brauschweig, chirurgien de Strasbourg, à la fin du xve siècle, était d'accord avec les chirurgiens ses contemporains, pour traiter les
plaies produites par armes à feu comme si elle eussent été
envenimées. Il y enfonçait un morceau de lard, et donnait
à l'intérieur la thériaque pour chasser le venin.

Jean de Vigo attribue le danger des plaies produites par
armes à feu, à la forme ronde des balles, à l'ustion des parties et qualités vénéneuses de l'instrument vulnérant et de la

poudre. D'après cela, il établit deux indications, la première d'humecter pour guérir la brûlure, la seconde de dessécher pour anéantir le poison. Avant tout, il applique un fer rouge ou de l'huile bouillante, dans la vue de détruire ce dernier : ou bien il a recours à l'onguent égyptiaque ensuite il fait des frictions avec le beurre frais, pour détacher l'eschare, et vante un digestif composé de jaunes d'œufs et d'essence de térébenthine pour calmer les douleurs. Alphonse Ferri de Faenza, chirurgien de Naples d'abord, puis médecin du pape Paul III, soutint aussi que (1) les plaies par armes à feu étaient empoisonnées. Il traitait ces plaies par des caustiques de son invention, dans lesquels entrent le sublimé, le vitriol, la litharge. Il imagina pour retirer les balles un instrument qu'on a nommé d'après lui *alphonsin*. Toutefois il dit qu'on peut laisser les balles sans inconvénient dans le corps, car il en a vu qui sont restées vingt ans sans produire d'accidents.

Sprenger dit que (2) c'est à A. Paré et à Maggi qu'on doit la tournure différente que prirent la théorie et le traitement des plaies par armes à feu, et qu'on ne sait lequel en conçut le premier l'idée.

L'ouvrage de Maggi (3) parut, il est vrai, plus tard que l'ouvrage d'Ambroise Paré ; mais le chirurgien français avoue lui-même qu'il doit beaucoup aux praticiens italiens, d'où l'on a conjecturé que Maggi avait été son maître. Quoi qu'il en soit A. Paré s'efforça de démontrer que

1. De Selopetor vul. pag. 998-1009. In Uffenbach, Tesaur, chirurg, in-fol, francof, 1610.

2. Histoire de la médecine, T. 3, p. 385.

3. Maggi, de Vulner Bombard, et Selopetor, globul, in-4 Bonou, 1552.

l'opinion que les plaies faites par armes à feu sont accompagnées d'ustion était fausse, et il réussit.

Cet illustre chirurgien justement nommé le père de la chirurgie française, fit faire un pas immense au traitement des plaies par armes à feu. Le hasard sans doute y contribua pour beaucoup; mais son génie fit le reste de la révolution qui s'opéra sur ce point. Il acheva d'anéantir la pratique de la cautérisation employée pour détruire le prétendu poison qui était introduit dans les plaies avec les projectiles. Il imagina divers tire-balles, des pincettes à branches coudées etc. Il adopta les dilatatoires pour élargir les plaies, il recommanda surtout les grandes incisions dans le débridement.

Telle fut enfin la sagesse de la doctrine de ce père de la chirurgie française sur un sujet absolument neuf dans le pays qu'il employait, qu'on risquerait encore peu de s'égarer en la suivant aujourd'hui. En effet, A. Paré recommanda surtout le débridement (1). « Il faut, dit-il, que le chirurgien amplifie la plaie, si la partie le permet, tant pour donner libre passage aux choses étrangères, et les oster. »

A l'occasion de la recherche des corps étrangers, et des balles en particulier, il ajoute judicieusement (2) : « Et pour regarder à bien trouver lesdites balles et autres choses étrangères, il les faut chercher avec le doigt (s'il est possible) plutôt qu'avec autres instruments, parce que le sens

---

1. Ses discours et son apologie sur les plaies d'arquebusade.

Traité de la nature et de la curation des plaies de pistolet, d'arquebuse et autres basteurs à feu. Paris, 1568.

du tact est plus certain que nulle sonde ou autre chose in-
sensible. »

On ne suivit longtemps après cet illustre chirurgien que
les préceptes qu'il avait donnés ; et dans les auteurs qui
jusqu'à une époque assez voisine de nous, écrivirent sur
les plaies par armes à feu, on trouve généralement peu de
choses neuves et intéressantes, et souvent beaucoup d'erreurs qu'Ambroise Paré et quelques-uns de ses prédéces-
seurs avaient détruites : tels sont (1), Paulmier, Ainllaumet,
Jaubert de Lambert (2), Duchesne, Filioli, Paracelse,
Lelièvre, Pauget et autres.

Il est digne de remarquer cependant que c'est un de ces
auteurs anciens et obscurs, Joseph Duchesne, qui paraît
être le premier écrivain dans lequel on trouve la recommandation de faire l'amputation dans les blessures graves
des extrémités avant que l'inflammation et les autres symptômes généraux soient survenus (3). Wiseman recommandait
aussi l'amputation immédiate dans ces cas, et les chirurgiens militaires de son temps la pratiquaient très souvent.

N'ayant pas l'intention de faire l'histoire approfondie de
chaque découverte dans la connaissance des plaies par armes
à feu et leur traitement, et ne voulant que faire un aperçu
très général, nous passerons sous silence quelques faits de
détail tels que les inventions d'instruments destinés à extraire

1. Traité des arquebusades. Paris 1581.

2. Traité de la cure générale et particulière des plaies d'arquebusade. Paris 1625.

3. Several chirurgical treatises. Londres (676. In-fol., ibid, 1686.
In-fol., ibid. 1705, in fol. ibid. 1719. Abeille.

les balles et dont on trouve la description (1) dans André de la Croix, Fabrice de Hilden, Scullet, Dionis, Tassin, Abeille, Garengeot (2), Ravaton, etc., pour arriver aux autres sources dans lesquelles nous trouvons d'utiles matériaux.

C'est ici que nous devons mentionner, Verduc, Faudacque, Ledrau, Lecat, Ramby, Desport, et surtout les mémoires de l'Académie royale de chirurgie, dans lesquels se trouvent insérés ceux de Fabre, de Boucher, de Lamartinière, de Levacher, mémoires dans lesquels on trouve débattue d'une manière si savante et pratique surtout, cette grande question des amputations immédiates et consécutives.

Sous les deux premières races des rois de France et au commencement de la troisième, ainsi que dans tout le reste de l'Europe, on ne vit aucun vestige de cette chirurgie militaire que les Romains avaient enfin introduite dans leurs armées. Les rois avaient auprès d'eux leurs médecins ainsi que quelques grands seigneurs.

Le reste des officiers et des soldats était livré aux médicastres ou aux charlatans, et même à des femmes qui pullulaient dans les camps, pour y vendre leurs baumes et leurs recettes.

Jean Pitard, premier chirurgien de saint Louis, cet homme auquel la chirurgie française et l'Europe entière doivent tant de reconnaissance, accompagna bien ce roi lorsqu'il partit pour ses croisades. Il était suivi de plusieurs autres myres qui étaient les chirurgiens du temps. Mais ni

1. La chirurgie militaire, ou l'art de guérir les plaies d'arquebusade. Vimègue, 1673 in-18 Paris, 1688 in.-12.

2. Le Parfait chirurgien d'armée. Paris 1696.

lui ni ses successeurs n'établirent aux armées de corps de chirurgie militaire (1).

L'invention de la poudre à canon, qui devait changer complètement un pareil état de choses, n'amena cependant une utile réforme sur ce point que bien plus tard. Il faut même arriver jusqu'à Henri IV pour la trouver. C'est sous le règne de Henri IV que furent établis les premiers hôpitaux militaires. Ce fut sous Louis XIII, qu'on donna des chirurgiens à chaque régiment, et qu'on institua en campagne des ambulances dirigées par un chirurgien en chef, institutions qui furent bien perfectionnées sous Louis XIV, et qui acquirent tant d'éclat sous Louis XV et Louis XVI. C'est parmi ces chirurgiens des hôpitaux militaires et des régiments que nous voyons sortir. J. L. Petit, Ledran, Armand, Foure, Dufouard, Lombard, Thomassin, Percy, etc., etc., et tant d'autres praticiens et écrivains distingués.

Pendant la première révolution, la France, obligée de combattre l'Europe tout entière liguée contre elle, de lever à la fois quatorze armées, dut avoir un grand besoin de chirurgiens militaires. Malgré tout le désordre révolutionnaire, la chirurgie militaire dirigée par les Noël, Caucerotte, Thomassin, Percy, Larrey, mérita bientôt la reconnaissance et l'admiration de l'Europe.

L'histoire redira les immenses services que rendirent surtout les Percy, Larrey et une foule de leurs disciples, devenus depuis leurs collaborateurs, parmi lesquels on distingue surtout MM. Bégin, Sanson, Gama, Zinck, Forjet et tant d'autres.

Le vertueux Larrey, pour le qualifier ainsi que l'a fait

1. Traité des plaies d'arquebusade. Paris.1695 in-12.

un grand homme, est sans contredit celui qui se distin-
gua le plus par son zèle, son activité et son courage à se-
courir les victimes de la longue lutte que la France a sou-
tenue. Il est aussi un de ceux qui ont le plus concouru,
par leur esprit inventif, à reculer les bornes de la chirurgie militaire. Qui n'applaudirait pas sans réserve à sa belle
création des ambulances volantes, au moyen desquelles
les blessés sont enlevés du champ de bataille et secourus
aussitôt que frappés ? Combien de méthodes nouvelles, de
procédés ingénieux, ne devons-nous pas à cet illustre chirurgien ! Ses ouvrages seront toujours consultés avec grand
fruit par ceux qui voudront connaître tous les faits extraordinaires recueillis par l'auteur dans presque toutes les parties du monde.

Mais la chirurgie française semble n'avoir pas voulu se
reposer un seul instant ; elle a cru n'avoir point assez fait
pour son perfectionnement, pendant les guerres de la Révolution et de l'Empire dans les expéditions tentées sous la
Restauration, et depuis la Révolution de juillet, elle a encore
produit de nouvelles améliorations dans le service de santé.

C'est ainsi que dans l'expédition d'Alger, on a adopté
dans l'armée française l'établissement d'hôpitaux ambulants
en quelque sorte dressés en peu d'instants de manière à
donner partout les secours aux blessés. Ce sont des cons-
tructions mobiles, de véritables hangars portatifs, couverts
en toile imperméable, et qui ajoutés les uns à côté des autres, forment des salles d'une longueur donnée.

Des lits en fer, d'une forme portative, faciles à monter et
à démonter complètent cet hôpital.

Enfin l'expédition d'Anvers est venue fournir à la chirurgie militaire de nouvelles occasions de prouver que, loin d'avoir dégénéré, elle avait toujours gagné.

Les chirurgiens étrangers, dont les travaux ont également beaucoup servi, les traités, mémoires, thèses, etc., des chirurgiens Anglais, Allemands, Italiens, et autres, des Hunter, Alanson, Hennen, Guthrie, Samuel Cooper, Blackader, Bilguer, Groefe, etc., etc., illustres rivaux, qui cultivent dans leur patrie, avec éclat et dignité, une science dont leurs ancêtres doivent les premiers principes à la France,

M. Dupuytren parle ainsi sur la division des armes de guerre :

« L'exposition des causes des maladies précède, dans tous les traités de pathologie, celles de leurs phénomènes, de leurs signes, de leur marche, de leurs effets, de leur traitement, de leur terminaison et de leurs suites.

On sent quel secours cette connaissance doit prêter à l'historique des maladies, et quel vide cette omission laisserait dans leur étiologie. Les blessures dont je dois traiter, ont leurs causes comme toutes les autres affections : ces causes sont les armes de guerre ; et dès lors, je dois d'autant moins m'abstenir de donner une idée de ces armes, que leurs espèces, leurs moteurs et leur manière d'agir influent sur le caractère des blessures, qu'ils se mêlent à chaque instant à leur histoire, et qu'ils jettent une vive lumière sur leurs effets.

Le nombre des armes de guerre que l'homme a inventées, depuis l'origine des sociétés, jusqu'à nous, est presque incalculable. L'ouvrage de Carré, tout volumineux qu'il est, n'a pas épuisé ce sujet. Mon but n'est assurément pas de faire connaître toutes ces armes ; je me bornerai à donner un aperçu de celles qui sont aujourd'hui en usage dans les armées. Les auteurs qui ont traité des armes de guerre, se sont efforcés de les classer, mais aucun d'eux n'a trouvé, que je sache, une classification dans laquelle ces armes puissent être placées sans difficulté, et surtout avec quelque avantage.

Les divisions en armes de main et de jet, en armes mécaniques, neuro-balistiques et katabalistiques, en armes offensives et défensives, en armes de chasse et de guerre, en armes blanches et en armes à feu, etc. Toutes ces divisions, peu usitées dans l'art de la guerre, et encore moins dans l'art de guérir, ont surtout l'inconvénient d'être complètement stériles.

La classification la plus utile de ces armes, celle qui conviendrait le mieux à mon but, qui est de faire connaître les blessures faites par armes de guerre, est celle qui serait fondée sur leur manière d'agir ; mais un grand nombre de ces armes pouvant produire plusieurs sortes d'effets, une classification, uniquement fondée sur cette base, exposerait à beaucoup de redites, si elle était exactement suivie : je l'adopterai cependant, parce qu'elle a moins d'inconvénients que les autres, mais en y apportant les modifications commandées par la nature du sujet. Ainsi je parlerai successivement des armes piquantes, tranchantes, écrasantes, des armes à air et à vapeur comprimé, des armes à feu portatives, et non portatives, ou bouches à feu, de la poudre à canon, des projectiles, de fusées de guerre, des mines, et autres moyens de destruction qui ont la poudre pour principe d'action. Ces divisions répondent assez exactement aux divisions chirurgicales des blessures faites par des instruments piquants, tranchants, piquants et tranchants tout à la fois, par des instruments déchirants, arrachants, contondants, écrasants, par la poudre, les fusées, etc. ce qui renferme tout ce que la guerre présente de blessures qui lui soient propres.

Les projectiles lancés par la poudre à canon. tels que balles, biscaiens, boulets, bombes, fragments de pierre, éclats de bois détachés ou autres corps soulevés par ces projectiles, etc. produisent des effets différents (1). ›

Les Roumains ont accepté depuis longtemps le système d'organisation française pour le service sanitaire de l'armée. C'est à M. Charles Davila, inspecteur général du service sanitaire des armes roumaines, qu'en revient l'honneur. Grâce à ce système, la Roumanie possède un service médical des mieux organisés.

J'ai été heureux de voir ma patrie, appliquer les meilleurs principes d'organisation en usage dans les pays les plus civilisés.

Dans le cours de la dernière guerre, c'est d'après les préceptes de la chirurgie conservatrice, exposés par le savant Professeur Verneuil, que les blessés roumains et ceux des autres nations indistinctement (Russes, Turcs) ont reçu les soins les plus utiles en vue de la guérison de leurs blessures.

1. Leçons orales de clinique sur les plaies produites par des armes de guerre. Tome I.

DIVISION DES PLAIES

Lorsqu'un chirurgien est appelé pour donner ses soins aux soldats blessés sur le champ de bataille, ou à un individu blessé par un coup d'arme à feu, la première chose qu'il doit faire, c'est de juger d'après la situation de la plaie, quelle en est sa nature et dans quel état sont les parties, si le membre peut être conservé, ou s'il est tellement affecté, que l'amputation en soit absolument indispensable pour sauver la vie du malade.

C'est ici que les prévisions de l'homme de l'art sont souvent en défaut (Dupuytren).

Nous n'avons pas assez d'expérience pour résoudre cette grande question. Les plus savants chirurgiens ont cherché (mais sans succès) depuis longtemps à tracer une règle qui pût être généralement admise, par les différentes opinions qu'ils ont émises sur le traitement, à suivre après la division des plaies, suivant leur situation et le désordre des parties.

On a divisé les plaies en simples et compliquées. On considère comme simples celles qui n'intéressent que la peau, et les masses musculaires ; comme compliquées, celles qui s'accompagnent de la présence de corps étrangers, de la scission de nerfs, fracture d'un ou de plusieurs os, et celles qui pénètrent dans les articulations ou dans les cavités splanchniques, etc.

Les plaies simples, dit John Hunter (1), peuvent souvent se guérir par première intention.

Dupuytren dit (2) que la réunion par première intention est presque toujours impossible, et ce ne serait jamais sans danger qu'on le ferait.

Il conseille d'arrêter l'hémorrhagie, s'il y en a, d'extraire les corps étrangers, de prevenir l'inflammation, de donner une issue facile à la suppuration par le débridement des parties vivantes.

C'est par des incisions qu'on peut convenablement commencer le traitement de ces plaies et qu'on prévient ordinairement les accidents inflammatoires, l'étranglement et toutes ses suites.

Hunter pense que l'utilité des débridements a été exagérée, que généralement ils augmentent l'inflammation, que des blessures qui n'ont point été débridées guérissent ordinairement plus vite que d'autres qui le sont, et qu'il y a seulement un petit nombre de circonstances où l'incision peut être avantageuse. — Botal s'était élevé contre les débridements. Les Anglais, dit Samuel Cooper (3), emploient très-rarement le bistouri dans les plaies par armes à feu, et si jamais encore ils l'emploient, ce n'est que pour extraire des balles, des esquilles d'os et d'autres corps étrangers, ou faciliter l'application des ligatures sur les vaisseaux blessés (4). Nous sommes plutôt partisan du débridement préventif que de l'abstention, parce qu'il rend

1. Treatise ou blood inflammation and gunshont.
2. Leçons clinique, tome 1.
3. Dictionnaire de chirurg. pratique, tome 2, page 322.
4. Legouest, Traité de chirurgie d'armée.

l'exploration plus facile et plus sûre, parce qu'en saine chirurgie il vaut mieux prévenir un danger que de le laisser naître pour le combattre, parce que l'étranglement, moins commun en effet qu'on ne l'a dit, ne laisse pas que d'être très fréquent, enfin, parce qu'il met à l'abri de préjudiciables erreurs.

Topiques. — Diverses espèces de topiques ont été employées et depuis longtemps abandonnées par ceux qui pratiquent la saine chirurgie, par les Arabes entre autres qui, suivant M. Larrey, brûlent de la poudre à canon sur les plaies pour les guérir. Ce célèbre chirurgien traite les plaies par armes à feu d'une manière qui lui est propre. Après avoir débridé les plaies il les lave avec des substances légèrement toniques, il comprime légèrement les parties, afin de rétablir un peu de circulation autour de la plaie, de faciliter la chute des eschares et de dissiper les symptômes généraux, et afin de mettre obstacle à un gonflement trop considérable et de prévenir l'érétisme local.

Les moyens employés dans ce double but sont simplement l'onguent de styrax étendu sur du linge fenêtré, de la charpie, des compresses imbibées de vinaigre camphré froid, et une bande méthodiquement serrée.

La règle générale pour ce célèbre praticien est que les pansements parés doivent être regardés comme exerçant une grande influence sur l'heureuse terminaison des plaies par armes à feu.

L'emploi de l'eau froide sur les plaies par armes à feu a été vanté par quelques auteurs (Jaubert, Lombard et autres). Guthrie dit avoir retiré de grands avantages de ces pansements, chez les sujets doués d'une bonne constitution.

Il mettait sur la plaie un peu de charpie trempée dans de l'huile qu'il maintenait par des bandelettes agglutinatives. Par dessus, il mettait une compresse en plusieurs doubles de linge imbibé d'eau froide, et entretenu constamment mouillé par une nouvelle eau froide, et même par de la glace.

Sanson aîné employait à l'Hôtel-Dieu (de Paris) l'eau froide avec succès. Mais souvent, dit M. Dupuytren, « cette application des réfrigérants est désagréable en produisant un refroidissement général, du frisson et des phlegmasies internes très-dangereuses. Lorsqu'il y a stupeur locale, ce froid pourrait hâter la gangrène, qui est imminente dans ces cas. L'emploi de ce tonique est soumis à beaucoup d'exceptions. Néanmoins on ne peut douter qu'il n'ait quelquefois des avantages. »

MM. Marjolin et Blandin (1) ont retiré de très grands avantages de pansements à l'eau froide et même à la glace employés sur les blessés par armes à feu de l'insurrection de juin 1832, reçus à l'hôpital Beaujon.

M. Legouest dit (*loc. cit.*) : « l'eau à la température ordinaire est le meilleur tonique dont on puisse d'abord faire usage, et l'employer sans inconvénient pendant tout le cours du traitement et jusqu'à la cicatrisation complète de la plaie. »

M. Burggraeve de Gand (2) dit que « le pansement des plaies au moyen de feuilles de plomb, donne de meilleurs résultats qui seraient dus à la formation d'une couche de sulfure, empêchant toute putréfaction. »

1. Bulletin thérapeutique, tom. 2, pag. 395.
2. Communication à l'Académie des sciences 1878.

Observations

I. — Nous avons observé que les plaies simples qui ne contiennent pas de corps étrangers, guérissent assez vite sans débridement et jamais par première intention.

II. — Nous avons employé le débridement seulement pour l'extraction des balles ; et, une fois les balles extraites, les plaies guérissent assez rapidement, sans aucun accident, malgré les rigueurs de l'hiver.

III. — Les plaies qui contiennent des corps étrangers comme une balle, etc., guérissent dans un délai plus long, avec abondance de suppuration. Le canal créé par les balles se ferme difficilement, excepté dans le cas où les balles s'enkystent ; et alors la guérison se fait comme pour les autres plaies simples, pourvu que la constitution des blessés soit bonne.

IV. — Sur trente blessés observés, vingt-deux ont guér sans accidents ; huit ont présenté des plaies qui marchaient rapidement vers la gangrène. De ces huit blessés, six présentaient des quantités assez considérables d'albumine dans leurs urines : c'étaient d'anciens paludiaques, ayant la rate grosse ; et nous avons pensé que le paludisme avait produit cette lésion rénale. Cependant, après un traitement tonique général (quinine, fer, etc.) les blessés ont guéri, mais difficilement. Les deux autres présentaient une débilité générale bien marquée, causée par le padulisme.

V. — Le traitement à l'eau froide phéniquée, à la température ordinaire a très bien réussi. Nous croyons que

c'est un des meilleurs toniques que le chirurgien ait sous
la main, sur le champ de bataille. Mais nous ferons remarquer qu'il ne faut pas employer de la glace, parce qu'on
s'exposerait à augmenter les chances de gangrène, dans les
parties déjà en état de stupeur,

PLAIES COMPLIQUÉES DE LÉSION DES VAISSEAUX

Lorsque les balles ont intéressé des vaisseaux artériels
ou veineux, elles peuvent déterminer ou des anévrysmes
artériels, ou des anévrysmes artérioso-veineux, ou des hémorrhagies.

Quant aux hémorrhagies primitives, soit artérielles, soit
veineuses, si elles sont médiocres, elles peuvent être utiles,
et prévenir bien des accidents inflammatoires ; mais quand
elles sont considérables, elles peuvent épuiser et faire périr
le malade. Dans ce cas on doit donc, avant tout, se rendre
maitre du sang.

La compression d'un vaisseau artériel entre la blessure
et le cœur doit d'abord être pratiquée, soit à l'aide des
doigts, ou tout autre instrument et appareil compressif,
afin de suspendre momentanément la circulation. On procédera ensuite à la ligature du vaisseau. Cette ligature sera
pratiquée par les procédés ordinaires. Ce moyen hémostatique (la ligature) est le meilleur de tous ceux qui peuvent
être employés dans ce cas pour se donner toute garantie
possible. Il faut pratiquer la ligature de l'artère au-dessus
et au-dessous de la blessure faite au vaisseau, c'est-à-dire
entre le cœur et la blessure, et entre celui-ci et les capillaires, sans quoi on s'expose à voir une hémorrhagie se

faire par l'orifice du vaisseau qui est resté béant, le sang revenant dans le tronc par les collatérales et se faisant jour par l'ouverture qui existe entre la blessure et les capillaires. Mais par suite de circonstances particulières telles que le défaut d'instruments convenables, la structure de la partie, la lésion des vaisseaux dans un point trop élevé et trop rapproché du tronc, etc., on est souvent obligé d'avoir recours à d'autres moyens hémostatiques, et c'est alors qu'on emploie surtout la compression, à l'aide de l'agaric, de la charpie, des compressions graduées, etc., etc. Lorsqu'il s'agit d'hémorrhagies veineuses, c'est principalement de ces derniers hémostatiques qu'on doit faire usage. La compression, même modérée, suffit ordinairement pour les arrêter et ce ne serait qu'à la dernière extrémité, et si ces moyens échouaient, qu'il faudrait avoir recours à la ligature ; car sur les veines elle détermine trop souvent des phlébites qui s'étendent au loin, et amènent les plus fâcheux accidents. Quand les hémorrhagies sont consécutives, elles arrivent après la chute des eschares qui ferment momentanément l'orifice des artères. Ces hémorrhagies sont fort dangereuses, parce qu'elles surviennent au moment où on s'y attend les moins, et quand la suppuration a déjà amené une grande faiblesse. Aussi, lorsque le chirurgien soupçonne qu'un gros vaisseau a pu être lésé dans une plaie par arme à feu, il doit s'attendre que la chute des eschares pourra être suivie d'une hémorrhagie, parce que les vaisseaux peuvent ne pas être oblitérés. Il sera donc toujours sur ses gardes ; son blessé sera surveillé avec la plus grande attention, et il aura toujours près de lui tout ce qui est nécessaire pour arrêter immédiatement l'hémorrhagie.

Il posera s'il est possible un appareil compressif et, si l'hémorrhagie survient, c'est alors qu'il pratiquera la ligature du vaisseau, non plus au milieu des chairs enflammées car elle aurait bientôt coupé ces parois qui sont elles-mêmes enflammées, mais sur un point du trajet de l'artère qui ne fera pas courir ce risque.

Il est encore une espèce d'hémorrhagie fort dangereuse qui se remarque dans les plaies produites par armes à feu qui ont été accompagnées d'une abondante suppuration. Le sang ne sort plus alors d'un gros vaisseau, mais de toute la surface de la blessure comme d'une éponge, c'est une hémorrhagie par exhalation qui est ordinairement très difficile à arrêter, et qui épuise beaucoup les malades et les fait même souvent périr. C'est par les toniques et les fortifiants à l'intérieur, des astringents et des toniques à la surface de la plaie, que l'on parvient le mieux à arrêter cet écoulement ou exhalation si dangereux pour des blessés épuisés par la suppuration (Dupuytren, *loc. cit.*).

Nous pensons, comme M. Dupuytren, que la ligature est le meilleur des moyens hémostatiques qui puisse être employé dans le cas de plaie avec lésion des vaisseaux.

Pendant notre séjour en Dobroudja, nous avons observé deux soldats, l'un du 7ᵉ régiment d'infanterie, et l'autre du corps des infirmiers.

Le premier s'était blessé en maniant une cartouche, au dos du pied droit, au-dessous de l'articulation tibio-tarsienne. La plaie offrait la largeur d'une pièce de 10 centimes. Aucun moyen hémostatique ne put interrompre l'hémorrhagie, provenant de l'artère pédieuse ; mais aussitôt que la ligature fut pratiquée entre le cœur et les capillaires, l'hémorrhagie cessa,

Le second s'était coupé l'artère radiale en maniant un sabre ; et la ligature eut un plein succès.

DES PLAIES COMPLIQUÉES DE LÉSION DES NERFS

Lorsque les nerfs ont été intéressés par les balles, dit Dupuytren, ils peuvent avoir été coupés entièrement ou en partie seulement. Dans ce dernier cas, la sensibilité et la motilité sont conservées en partie, mais cette dernière lésion peut donner lieu à des accidents très graves. La paralysie, à laquelle donne lieu la première lésion, est ordinairement irrémédiable.

Si aucun accident ne survient dans la seconde, on doit s'attacher soigneusement à empêcher la destruction de ce qui reste du nerf ; mais s'il détermine des accidents qui ne cèdent point aux topiques adoucissants, aux calmants locaux et généraux, etc., et que ces accidents aillent jusqu'à des convulsions et l'imminence du tétanos, il faut sans hésiter faire la section complète du nerf, la paralysie des parties auxquelles il se distribue étant un inconvénient qu'il vaut mieux supporter que de risquer la vie du blessé en tendant de lui conserver le libre usage de ses parties.

Toutefois, l'espérance de voir se rétablir le mouvement et la sensibilité des parties dans les nerfs principaux qui ont été ainsi coupés ne doit pas être perdue.

La cicatrisation des nerfs avec rétablissement de leur continuité et retour de leurs fonctions, est trop bien constatée pour ne pas espérer quelquefois au moins cette heureuse terminaison, et le chirurgien doit même placer les parties de manière à ce que cette cicatrisation soit favorisée, c'est-à-dire qu'il faut rapprocher autant que possible les lèvres des plaies afin que les extrémités des nerfs soient en contact, ou presque en contact (1).

M. Larrey (2) prétend avoir guéri souvent des paralysies de membres par suite de coups de feu, à l'aide de moxas répétés autour des parties blessées, et rapporte l'observation d'un individu atteint d'une paralysie complète du bras gauche, par suite d'un coup de feu reçu dans les journées de juillet, à travers la poitrine. Il fut guéri tout à fait par l'application de plusieurs moxas au-dessous de la clavicule, sous le mamelon, et plusieurs autres successivement autour de la plaie. Chez un autre qui avait eu le plexus brachial lésé dans une plaie de l'épaule et qui avait une paralysie du bras, les mêmes résultats eurent lieu.

PLAIES FAITES PAR DES ARMES A FEU CHARGÉES AVEC DES GRAINS DE PLOMB

Le traitement des plaies faites par des grains de plomb isolés est fort simple, dit M. Dupuytren (3) car la maladie est généralement légère ; le plus souvent on ne fait rien, et on laisse les grains de plomb au milieu des tissus. Quelques applications résolutives, des émollients, et même des antiphlogistiques peuvent être nécessaires, si les projec-

1. *Leçons cliniques des blessures par armes de guerre.*

2. *Relation chirurgicale* de 1830.

3. *Leçons cliniques* tome I. Des blessures faites par armes de guerre.

tiles développent quelques accidents inflammatoires ; enfin l'extraction de ces grains de plomb peut être faite assez facilement, s'ils causent de la difformité ou de la douleur.

De petites incisions faites avec un bistouri ou la lancette suffisent pour cela. Quand quelques organes importants ont été atteints, comme l'œil, l'oreille etc,. le traitement est différent, et est approprié à la nature de l'organe blessé.

Quand un coup de feu chargé à plomb a fait balle, il détermine une blessure des plus graves ; le traitement est tout-à-fait semblable à celui que l'on emploie dans les blessures faites par des balles. ▸

Quelquefois les plaies pénétrantes de la poitrine, causées par des grains de plomb dispersés, occasionnent des accidents inquiétants.

Voici les observations que j'ai pu recueillir, pendant que j'étais attaché à l'hôpital de Toulcea et que j'y remplaçais le médecin en chef.

Dans la nuit du 26 août, je fus éveillé pour aller donner mes soins à un soldat du génie, apporté à l'hôpital sans connaissance. Il avait reçu une décharge de grains de plomb, en essayant de dérober des fruits dans un jardin.

Au bout d'une heure il reprit connaissance.

Examen. — De chaque côté de la colonne vertébrale, région thoracique, se voyaient 15 ouvertures faites par des grains de la grosseur de petits pois ; 10 avaient pénétré dans la cavité. Le malade crachait du sang, et présentait une pâleur générale bien marquée ; le pouls filiforme fréquent ; douleur intérieure insupportable ; ce qui me fit penser qu'une hémorrhagie intérieure s'était produite. Par la percussion, je trouvai un peu de matité à la base du thorax du côté droit.

Le 28, je constatai une pneumonie (?) qui dura jusqu'au 15 septembre, date à laquelle le malade entra en convales-cence.

PLAIES PRODUITES PAR LES PROJECTILES LANCÉS PAR LES BOUCHES A FEU

Le traitement de plaies faites par des biscaïens est le même que celui des plaies faites par des balles, qu'ils aient produit de simples gouttières, à la surface du corps, ou bien des perforations complètes ou incomplètes. Seulement, les désordres que ces projectiles déterminent étant bien plus considérables et plus profonds, que ceux que déterminent les balles, des opérations graves, et souvent des amputations, sont bien plus souvent nécessaires.

C'est au chirurgien à juger si ces désordres sont suscep-tibles de guérir par les moyens ordinaires, ou bien s'il vaut mieux avoir recours à l'ablation des parties. Quant à l'ex-traction des biscaïens qui pourraient se loger au milieu de ces parties, elle doit être faite d'après les principes qui ont été exposés pour celle des balles. Dans les plaies faites par les boulets, bombes, obus, grenades, qu'elles soient en gout-tière, ou qu'elles constituent des perforations, il est rare que le désordre des membres ne soit point irrémédiable, et qu'il ne réclame pas pour unique ressource l'amputation faite immédiatement. Quand ces projectiles ont enlevé une portion de la fesse, de l'épaisseur des parois de la poitrine, du bas-ventre, il en résulte des plaies énormes, dont le traitement est celui que l'on applique aux plaies contuses et aux plaies avec perte de substance, et que l'on tâche de conduire à cicatrice par les moyens ordinaires. Quand un boulet a enlevé une quantité plus ou moins considérable des parties molles d'un membre, de la cuisse, de la jambe; du bras, une portion du mollet, etc., sans intéresser les os, les vaisseaux et nerfs principaux des membres, le chirurgien doit examiner si la cicatrisation de la plaie est possible, et si les frais auxquels la nature doit se livrer pour l'obtenir, ne seront pas trop considérables pour épuiser les malades; dans ce cas il procédera au pansement méthodique de la plaie.

On cite de nombreux exemples de gens qui ont fini par guérir avec des mouvements plus ou moins gênés dans les membres, et avec des cicatrices enfoncées et plus ou moins difformes. Dans d'autres circonstances, ces plaies ne peuvent pas se cicatriser complètement, et il en résulte des ulcères plus ou moins étendus et permanents, la perdition de substance a été trop considérable.

Lorsque l'étendue de le plaie faite aux parties molles peut faire craindre au chirurgien que la cicatrisation ne puisse s'opérer, ou que le malade ne succombe aux frais qu'elle exige, il faut qu'il ait recours à l'amputation le plus promptement possible. Cette ressource est encore la seule à employer, lorsque les nerfs et les vaisseaux principaux du membre ont été enlevés avec une portion considérable des chairs.

Le fracas des os la réclame d'une manière plus impérieuse encore.

Lorsque le siège des désordres produits par un boulet ne permet pas l'amputation comme à la face, au bassin, à la poitrine, par exemple, on se borne à extraire les esquilles, à débrider les plaies, à arrêter les hémorrhagies, et à pratiquer la résection des saillies osseuses pointues qui peuvent irriter les chairs ; enfin on fait des pansements méthodiques pour obtenir les cicatrices les plus solides et les moins difformes possibles.

On pourrait croire que lorsqu'un membre a été emporté par un boulet, un éclat d'obus, l'amputation ayant été faite par le corps vulnérant, il ne s'agit plus que de lier les vaisseaux ouverts, de couper les lambeaux auxquels le membre tient encore, de panser la plaie, et d'attendre la suppuration et la cicatrisation comme dans une plaie contuse ordinaire.

Mais l'expérience a prouvé que cette pratique est presque toujours funeste, et que les blessés atteints de ces plaies étendues et irrégulières, succombent presque tous à la fièvre violente, et aux engorgements extrêmes du membre, les esquilles nombreuses, les fissures des os qui s'étendent jusqu'aux articulations ; les émollients, les antiphlogistiques ne peuvent ordinairement arrêter, ils succombent souvent aussi à l'inflammation et à des abcès qui se forment dans les articulations immédiatement supérieures.

Ces engorgements se terminent fréquemment aussi par et gangrène du membre, ou par des suppurations très abondantes qui épuisent les malades, et les font tomber dans le marasme.

Les convulsions, le tétanos et mille autres accidents nerveux, sont encore des chances de mort que courent les malades que l'on abandonne ainsi en quelque sorte ; et s'ils échappent par bonheur à tous ces accidents, il ne leur reste pour prix de leurs souffrances qu'un tronçon de membre difforme, hérissé d'aspérités, souvent couvert d'ulcères incurables qui leur est presque sans utilité, et la source de mille douleurs et incommodités.

Par l'amputation, on substitue une plaie simple, régulière, qui doit fournir une suppuration abondante, de mauvaise nature, et dont il est souvent impossible d'obtenir la cicatrisation.

C'est dans le lieu d'élection, et s'il est possible au milieu des parties saines que l'amputation doit être pratiquée.

Quand la plaie avoisine une articulation, c'est généralement au-dessus de celle-ci qu'il faut pratiquer l'amputation ; car alors les parties situées entre le moignon et l'articulation peuvent être frappées de stupeur, les fissures de l'os s'étendre jusque dans l'articulation, les surfaces de celle-ci être déchirées ou contuses, des inflammations et des abcès peuvent s'y manifester, etc., toutes circonstances qui peuvent forcer plus tard à avoir recours à une autre amputation pour sauver les jours du malade.

L'extraction des boulets, des éclats d'obus, etc. qui peuvent se loger au milieu des parties, doit être faite, ainsi qu'on le pense, le plus tôt possible, et d'après les mêmes principes que celle des autres corps étrangers dont il a été déjà question.

Le traitement général des plaies faites par les projectiles lancés par les bouches à feu est le même que celui des plaies qui sont produites par des balles et celui de toutes

les opérations graves en général. Néanmoins, la stupeur
locale et générale se retrouvant ordinairement dans ces
blessures à un plus haut degré que dans les autres, il faut
insister plus particulièrement sur les moyens recommandés
pour combattre cette fâcheuse complication (Dupuytren,
loc. cit.).

Dans la journée du 3 janvier je vis apporter à l'ambulance deux soldats d'infanterie (Dorobant) l'un avec l'avant-
bras et la moitié du bras droit emportés par un obus ; l'autre,
présentant une double fracture de l'avant-bras gauche. Ils
avaient été blessés par un obus, pendant qu'ils étaient en train
de prendre leur soupe dans un moulin. L'amputation pratiquée immédiatement sur le premier a très bien réussi. Le
second guérit aussi : on lui appliqua le traitement ordinaire
pour les fractures simples à plaie ouverte.

PLAIES COMPLIQUÉES DE LÉSION AUX ARTICULATIONS

Quand une articulation, comme celle des doigts ou des
orteils, a été traversée par une balle, la désorganisation des
parties est si grande et leur enlèvement tellement avancé
par le projectile, qu'il ne reste ordinairement au chirurgien
d'autre parti à prendre que de régulariser les lambeaux de
la plaie, de réséquer les os, ou de pratiquer une amputation nouvelle, soit dans la continuité, soit dans la conti-
guïté. Si l'articulation n'a été que simplement ouverte et
en partie traversée, on panse le blessé comme dans le cas
de fracture compliquée des plaies, mais plus ordinairement
la guérison se fait par ankylose.

Lorsqu'une grande articulation est simplement ouverte par une balle, et qu'il n'y a point de lésion aux os, on peut espérer guérir les malades, en ayant recours au repos absolu du membre, à des antiphlogistiques généraux et locaux énergiquement administrés, et sous toutes les formes et en soustrayant de suite les surfaces articulaires au contact de l'air par le rapprochement des bords de la plaie et par l'application des appareils convenables ; c'est de cette manière que l'on a guéri les articulations en conservant plus ou moins la liberté de leurs mouvements.

Mais si ces moyens échouent, et qu'une suppuration se fasse dans la capsule synoviale, et qu'on veuille risquer la conservation du membre, ou bien que malgré l'étendue du désordre, le malade se refuse à l'amputation, il faut alors donner issue au pus par des débridements dans la position la plus favorable pour l'écoulement de ce liquide, dont la présence et si nuisible.

Quelquefois les malades guérissent alors avec ankylose des articulations blessées.

Nous avons plusieurs observations de ce genre ; mais ces cas sont rares et la plupart de blessés, succombent ordinairement à des accidents consécutifs.

Quand une grande articulation a été traversée complètement par une balle, et que ce projectile s'est frayé à travers les extrémités osseuses et spongieuses un canal net, et fait, on peut espérer encore sauver cette articulation, en employant les moyens antiphlogistiques pour prévenir l'inflammation plus ou moins abondante, et l'articulation plus ou moins gênée et souvent complètement ankylosée.

Mais quand une balle en pénétrant dans une articulation

en a déchiré largement les ligaments, labouré les surfaces osseuses, et brisé ses surfaces en plusieurs fragments, les accidents inflammatoires les plus violents ne tardent point à arriver et le malade y succombe presque toujours. Aussi le seul parti raisonnable à prendre dans ces cas là, c'est de pratiquer le plus tôt possible l'amputation du membre, ou la résection des extrémités articulaires, lorsqu'il est possible de faire cette dernière opération. Si le malade se refuse à l'emploi de cette ressource, le chirurgien est réduit à combattre le plus énergiquement possible, les accidents inflammatoires formidables, qui doivent inévitablement arriver, à débrider les plaies, à extraire les esquilles, à pratiquer les contre-ouvertures nécessaires pour le libre écoulement du pus, à panser fréquemment et méthodiquement le blessé et à espérer que la suppuration abondante qui s'empare des surfaces articulaires tarira peu à peu, et que la maladie se terminera enfin par une ankylose complète (1) ; c'est ce qu'il peut espérer de plus heureux, mais on doit avouer aussi que c'est ce qu'il y a de plus rare.

M. L. Legouest *loc. cit.* dit que le traitement des blessures des articulations par les projectiles de guerre, varie suivant la gravité des lésions, l'importance de l'articulation atteinte, et les circonstances dans lesquelles se trouve le blessé. Les indications qui se présentent peuvent être classées sous trois chefs. Conservation du membre avec simple extraction des esquilles ; résection des extrémités articulaires ; amputation.

D'une manière générale, on peut dire que toutes les

---

1. Dupuytren, *Leçons cliniques sur les blessures de guerre*, tom. 1er.

plaies des grandes articulations faites par les projectiles nécessitent soit la résection, soit l'amputation immédiate. Il n'en est pas de même des plaies, des articulations d'un ordre inférieur, qui cependant entraînent souvent des opérations consécutives.

Quand une balle pénètre dans une articulation, il faut chercher par l'exploration à reconnaître les désordres qu'elle a produits. En général, les stylets et les sondes conviennent peu pour pratiquer ces recherches, et le doigt, mieux disposé et plus apte à reconnaître l'état des parties, doit être introduit dans la plaie. L'introduction du doigt est souvent difficile à travers les tissus fibreux qui environnent les articulations : on a donné le conseil de n'élargir la plaie pour faciliter l'introduction du doigt, qu'autant qu'on a lieu de soupçonner que les os ont été atteints, et de toujours pratiquer l'incision suivant l'axe du membre, en s'éloignant de la plaie. C'est une pratique irrationnelle ; d'une part, si l'on veut explorer l'article par une incision, il faut nécessairement porter celle-ci sur l'article même : d'autre part, l'incision des tissus péri-articulaires, lorsque les os sont intéressés, est un des meilleurs moyens de traitement à mettre en usage.

Lorsque les balles, respectant les os, n'ont fait qu'intéresser la capsule articulaire, on peut espérer la guérison du blessé. La plaie dans ces cas ne doit pas être débridée, dans la crainte de donner à l'air une plus large voie de pénétration ; elle sera recouverte, au contraire, par un appareil propre à la protéger, et consistant en un linge cérat é et un gâteau de charpie ; le membre est placé dans une immobilité absolue, et l'articulation recouverte de compresses imbibées d'eau froide.

On peut prévenir ainsi l'inflammation de la synoviale et ses funestes conséquences ; mais nous ne devons pas laisser ignorer que cette heureuse terminaison ne se rencontre guère que dans les blessures des articulations peu considérables, elle est fréquente aux doigts et aux orteils : moins commune au poignet, au coude, à l'articulation tibio-tarsienne : plus rare à l'épaule, et plus rare encore au genou : nous n'en connaissons pas d'exemple à la hanche, où la lésion est du reste très difficile à constater en raison de la profondeur à laquelle est située l'articulation.

Dans les cas où une articulation a été largement ouverte par un éclat de projectile creux ou par un gros projectile, la contusion des parties molles doit faire craindre une réaction des plus intenses ; le développement d'une arthrite traumatique suivie de suppuration est à peu près inévitable. C'est d'après l'importance de l'articulation ouverte que le chirurgien se décide à pratiquer une opération ou à s'en abstenir. L'action des projectiles sur les articulations détermine presque toujours, comme nous l'avons dit, des fractures variées.

Lorsqu'un gros projectile traverse ou broie une articulation, l'amputation du membre est indispensable. S'il borne ses effets à produire des fractures partielles et localisées, sans déterminer de fêlures étendues, de contusions ou de pertes de substances considérables, et sans léser les vaisseaux et les nerfs, on peut se borner à ne faire qu'une résection ou même à extraire les esquilles. Les balles traversent quelquefois les extrémités articulaires en creusant un canal net et fait comme à l'emporte-pièce dans le tissu spongieux de l'os. On peut espérer dans ces cas de conserver l'articulation. Mais il est toujours à craindre qu'une fente ne se prolonge sur la tête articulaire et n'ajoute à la gravité de la blessure.

Quand la balle, en pénétrant dans l'article, n'a fait que fracturer une partie de l'une des surfaces articulaires, la guérison peut encore être obtenue, s'il s'agit d'une articulation de médiocre importance ; la plaie est alors largement incisée, les esquilles enlevées et les accidents inflammatoires prévenus ou combattus par les antiphlogistiques.

Mais si le projectile a déchiré largement les ligaments, labouré ou brisé en fragments multiples les surfaces ou les extrémités articulaires, la résection ou l'amputation, dans l'immense majorité des cas, est l'unique moyen de salut.

Lorsqu'une balle n'est pas sortie de l'articulation où elle a pénétré, l'utilité de sa recherche et son extraction dépendent de l'étendue des désordres qu'elle a déterminés. Si ces désordres sont considérables et nécessitent une opération pendant laquelle le projectile pourra être trouvé et enlevé, il est inutile de faire souffrir le malade et de tourmenter l'articulation par des manœuvres préalables. Si au contraire, l'état des parties permet d'espérer la conservation de l'article sans opération, il est indispensable d'enlever le corps étranger. Plus que partout ailleurs, l'extraction doit être faite ici le plus tôt possible, en raison du gonflement qui ne tarde pas à survenir et de la constriction consécutive exercée par les tissus aponévrotiques.

Il est rare que le projectile soit libre dans l'articulation ; la plupart du temps il est maintenu dans une situation fixe par les ligaments ou par les os, alors même que ces derniers n'ont été ni pénétrés, ni fracturés. En pareil cas, on a conseillé, afin de mobiliser la balle, de changer la situation de l'articulation en communiquant des mouvements de flexion au membre, ou en le soumettant à une extension plus ou moins grande, afin d'écarter l'une de l'autre les surfaces articulaires. Lorsque la balle a pénétré ou fracturé les os, tantôt on la trouve au milieu des esquilles, tantôt dans le tissu spongieux de l'os.

L'extraction des projectiles des articulations est faite d'après les règles que nous avons posées à propos des corps étrangers en général : après les incisions nécessaires, le doigt introduit dans l'article dirige la pince, tire-balle, les élévatoires ou le tire-fond. Les projectiles échappent quelquefois aux recherches du chirurgien et donnent naissance aux accidents inflammatoires les plus graves.

Cependant Percy (1) rapporte que Framboisier a vu une balle rester impunément dans le genou, et, longtemps après la cicatrisation de la plaie, se montrer sous la peau d'où il fut aisé de la faire sortir.

Bien que des guérisons aient été obtenues en conservant les articulations dans les diverses circonstances que nous venons de signaler, l'expérience n'en a pas moins établi d'une manière péremptoire que tous les blessés frappés par des projectiles à une grande articulation, et souvent même à une petite, sont exposés à des accidents formidables qui entraînent très fréquemment une terminaison funeste. Il est impossible, au point de vue du pronostic, de poser des ties pour en faire sortir le pus doivent toujours être dou-

1. *Manuel du chirurgien d'armée.*

règles absolues : des blessures des articulations des doigts ont amené la mort comme des blessures du genou. Cependant, nous le répétons encore, les plaies des petites articulations et les plaies des articulations du membre supérieur sont généralement moins graves que les plaies des grandes articulations et des articulations du membre inférieur.

Nous ne saurions trop mettre en garde contre les principes de la chirurgie expectante et temporisatrice, dans le but de conserver les membres, lorsqu'il s'agit du traitement des plaies articulaires par coup de feu : ces principes sont généralement suivis de déplorables mécomptes, soit que les malades succombent aux accidents d'inflammation et de suppuration, soit, comme le dit Dupuytren, qu'ils guérissent avec un membre ankylosé, courbé, couvert de fistules et de cicatrices, source continuelle d'irritation et de douleur, et dont la conservation a été achetée au prix de souffrances horribles pendant plusieurs mois et de risques très grands de la vie.

Accidents à redouter. — *Inflammation.* — C'est, nous l'avons dit, à prévenir le développement de l'arthrite traumatique que doivent tendre tous les efforts du chirurgien. Cet accident se montre fréquemment à la suite de plaies ; il est inévitable à la suite des coups de feu, où la contusion et le fracas des os viennent s'ajouter à l'ouverture de la synoviale et à la déchirure des téguments. Après avoir simplifié autant que possible par l'extraction des corps étrangers et des esquilles les plaies par armes à feu, il faut mettre l'articulation dans le repos le plus absolu. Quelques chirurgiens, D. J. Larrey entre autres, considèrent le débridement de la plaie comme la première indication à remplir dans les coups de feu : nous pensons que le débridement ou mieux l'agrandissement de la plaie n'est indiqué que lorsqu'il est nécessaire d'extraire quelque corps étranger ou quelque esquille. Dans tous les cas, le membre doit être placé dans la position où, s'il guérit avec ankylose, il pourra rendre le plus de services au blessé : le membre inférieur doit être mis dans la rectitude ; le pied à angle droit sur la jambe ; les doigts sont maintenus dans la demi-flexion ; le poignet, dans l'extension directe sur l'avant-bras ; le coude fléchi à angle droit ; et dans ces deux dernières circonstances, la main placée dans une position moyenne entre la pronation et la supination, au lieu de la laisser reposer, comme on le voit tous les jours, sur la face palmère ; dans les plaies de l'épaule, le bras est légèrement écarté du tronc.

Dans les plaies par coups de feu quelles qu'elles soient, le bandage inamovible ne convient pas tout d'abord ; et l'immobilité de l'articulation doit être obtenue au moyen d'appareils à fracture ordinaires, modifiés suivant les circonstances, à l'aide de gouttières en fil de fer qui réunissent le double avantage de permettre d'examiner et de panser les parties blessées sans leur communiquer de mouvements, ou à l'aide d'appareils modelés. Jadis ces plaies étaient pansées, et maintenant encore elles le sont quelquefois, avec des topiques, avec des bourdonnets ou des tentes de charpie ; les premiers réputés jouir de propriétés dites vulnéraires, les seconds destinés à tenir écartées les lèvres de la solution de continuité. Ils sont tous à rejeter : les plaies doivent être pansées simplement à plat et recouver-tes de topiques doux et inoffensifs : c'est là le premier remède antiphlogistique qu'il convient de mettre en usage.

La douceur et la rareté des pansements sont ici particulièrement recommandées, et le meilleur pansement est celui qui est dit par occlusion et qu'on exécute de la manière suivante : Des bandelettes agglutinatives de sparadrap de diachylon, s'imbriquant les unes sur les autres, recouvertes par d'autres bandelettes croisées en différents sens de manière à constituer une cuirasse solide, sont appliquées sur la plaie et s'étendent sur les parties environnantes sans jamais embrasser circulairement l'articulation ; un linge fénétré enduit d'une couche épaisse de cérat et quelques légers gâteaux de charpie recouvrent cette enveloppe protectrice ; quelques tours de bandes assurent la solidité de l'appareil. Ce pansement met la plaie à l'abri du contact de l'air, peut être partiellement renouvelé en cas de besoin, et doit rester en place huit ou dix jours. Il permet l'exploration médicale des parties, le libre écoulement des liquides et l'application de moyens auxiliaires auxquels on juge à propos de recourir (1) afin de maintenir la propreté et les fonctions de la peau.

Ce traitement, toujours fort long, peut être suivi de succès dans les plaies des articulations peu étendues : le résultat qu'on en obtient est habituellement l'ankylose plus ou moins complète de l'article. Aux doigts, au poignet, au coude, au cou-de-pied, il a d'assez nombreuses chances de réussir ; il en moins à l'articulation scapulo-humérale, moins encore aux articulations de la hanche et du genou. Dans ces dernières circonstances, les cas où l'on a tenté la

1. D. J. Larrey, clinique chirurgicale, t. p.385.

conservation du membre à la suite de coups de feu, ne présentent qu'exceptionnellement des exemples de guérison, plus propres à faire ressortir les dangers que les avantages de la conduite qui a été suivie. Lorsque la suppuration a envahi l'articulation de l'épaule, celle de la hanche ou celle du genou, et souvent même l'articulation tibio-tarsienne, nous n'hésitons pas à conseiller la résection ou l'amputation. Nous pensons qu'il faut opérer, alors même que les accidents sont dans toute leur violence, l'expérience nous ayant appris que ces accidents dans la période d'acuité enlèvent souvent le malade, et que, s'ils viennent à se calmer, les désordres qu'ils ont produits ne font généralement que s'étendre davantage et amènent fatalement la même terminaison funeste.

Lorsque l'inflammation marche d'une manière pour ainsi dire chronique, l'opération peut être différée et pratiquée seulement au moment où l'abondance de la suppuration, les fusées purulentes, l'altération des os, les réveils inflammatoires et leurs suites, l'état général du malade, les circonstances et le milieu dans lequel il se trouve, ne permettent pas d'espérer la conservation du membre ou de l'articulation.

Dès que la suppuration, précédée d'un cortège de violents accidents inflammatoires, s'est emparée des éléments d'une articulation, il faut immédiatement lui donner issue par de larges incisions. Ces incisions doivent être faites dans les endroits les plus déclives, afin de permettre au pus de s'écouler facilement. Des lavages fréquents et des injections sont pratiqués avec de l'eau tiède sur tous les points de la cavité articulaire. Les pressions exercées sur les parces et ménagées. Si, malgré ces précautions, le pus séjourne dans quelque cul-de-sac de l'articulation, on introduit avec avantage, d'un côté à l'autre de l'article, un ou plusieurs tubes de caoutchouc vulcanisé percés de trous, que Chassaignac a fait connaître sous le nom de tubes à drainage ; ils ont pour effet de ramener le pus de la profondeur des plaies, en même temps que de rectifier leur trajet. Pour en obtenir de bons effets, il faut que les drains soient d'un gros calibre, percés de larges trous, et maintenus immobiles dans leur situation.

Ils peuvent servir à faire des injections détersives, et alors même qu'ils ne conduisent pas toujours le pus à l'extérieur par leur canal, ils lui frayent néanmoins la voie, mieux que ne le font les mèches ou les tubes ordinaires.

Lorsque, après quelques jours, le pus ne prend pas un aspect louable, on mélange à l'eau des injections quelques liquides propres à modifier les surfaces en suppuration, l'eau-de-vie camphrée, la teinture d'iode, l'acide phénique qui, de plus que les liquides précédents, jouit de propriétés désinfectantes. Si la tuméfaction persiste, accompagnée de symptômes d'irritation, des vésicatoires volants sont appliqués et réappliqués en plus ou moins grand nombre sur l'articulation. Les abcès péri-articulaires sont ouverts dès qu'ils sont reconnus ; les fusées purulentes, les esquilles ou les séquestres, enlevés le plus tôt possible. Le membre doit être maintenu immobile dans une gouttière qui permette de le panser facilement, autant que faire se peut, il doit être laissé à découvert, lavé avec de l'essence de térébenthine et légèrement frictionné avec de l'eau-de-vie camphrée. Legouest, *loc. cit.*

Les lésions des grandes articulations amènent souvent la terminaison fatale.

Après la bataille de la Smerdan, on apporta à l'ambulance 1 officier et 5 soldats présentant des plaies de l'articulation du genou, et qui tous succombèrent.

Je me bornerai à mentionner le cas le plus intéressant :

Le 10 janvier, le lieutenant E..., du 6ᵐᵉ régiment d'infanterie, âgé de 31 ans, apporté à l'ambulance, présentait les particularités suivantes :

La peau chaude, température 39°, pouls, 90. La balle (ou un éclat d'obus) avait pénétré dans l'articulation du genou droit au-dessus du bord supérieur de la rotule ; gonflement considérable de l'articulation.

Traitement à l'eau froide.

Le 11, le malade se trouvait mieux. Les chirurgiens ne décidèrent pas l'amputation du membre.

Mais à 5 heures, comme je me trouvais à côté de lui, un icter général arriva, suivi de vomissements incoercibles, et à 7 heures le malade rendait le dernier soupir, dans un état complet de prostration.

Réflexion. — Est-ce que l'amputation immédiatement pratiquée n'aurait pas pu sauver la vie de ce malheureux officier ?

PLAIES COMPLIQUÉES DE LÉSION DES OS DES MEMBRES

Lorsque un os a été traversé de part en part par une balle sans fracture, la blessure est presque simple, et guérit, comme celle qui ne fait que traverser les chairs, mais seulement après un temps un peu plus long. Le traitement local ou général de ces plaies est donc à peu près le même que celui des plaies faites par des balles qui ont traversé simplement les chairs.

Quand la balle se trouve incrustée dans un os, il faut chercher à l'extraire ; sans quoi elle déterminerait sur cet os des accidents graves.

Lorsqu'une balle a fracturé le corps d'un os long, d'une manière comminutive, cette fracture doit être traitée comme les fractures ordinaires et compliquées de plaies en ayant le soin d'empêcher autant que possible le contact de l'air. Mais quand un os a été brisé en éclats, la plaie devient très grave, et ainsi très souvent mortelle. C'est surtout dans les fracas des extrémités inférieures qu'on observe ces funestes résultats ; mais aux membres supérieurs les chances de guérison par le moyen ordinaire sont plus nombreuses. Dupuytren *loc cit*.

Les chirurgiens militaires ont été accusés de trop couper de membres. Mais M. *Gaultier de Claubry*, parle ainsi (1) : « Lorsque j'arrivai sur le théâtre de la chirurgie militaire, je me permis de blâmer hautement la conduite de mes chefs, que j'appelais aussi routinière et barbare ; je parvins à force d'instances, à force d'assurances des ressources de la nature et de l'utile secours de l'art, à porter quelques chirurgiens militaires à douter de la justesse de leur détermination et à hésiter, dans certains cas, à s'armer de l'instrument tranchant.

« Eh bien les plus expérimentés m'assuraient que je ne tarderais pas à revenir de mon erreur, les autres ne tardèrent point à gémir avec moi, eux de leur blâmable condes-

1. *Journal universel et hebdomadaire*, tom. 5.

cendance, et moi de la présomptueuse légèreté avec laquelle j'avais jugé une conduite sanctionnée par une longue expérience, sans avoir réuni tous les éléments de la question.

« J'ai encore présents à l'esprit les nombreux blessés de la campagne de 1805 en *Italie*, chez lesquels je passai des journées entières à panser des fractures comminutives des os longs, et qui succombèrent tous, les uns dans les premiers jours, par l'effet du typhus nosocomial, de la dysenterie épidémique, etc. »

Ce que M. Gaultier de Claubry a éprouvé lorsqu'il arriva sur le champ de bataille, le désir qu'il avait manifesté de voir conserver les membres ainsi fracassés, M. Paillard l'a éprouvé également à *Anvers*. En voyant des blessés atteints de fracture du fémur, par une balle qui leur avait fracturé comminutivement cet os, il déplorait leur sort et se demandait si on ne pourrait pas leur conserver leur membre. Mais M. Zineck, chirurgien en chef de l'armée, lui dit que, d'après sa vieille expérience de la chirurgie de bataille, on devait toujours mais toujours ériger en principe absolu, d'amputer la cuisse toutes les fois que le fémur a été fracturé comminutivement par un coup de feu. En agissant ainsi nous perdrions beaucoup moins de blessés. Sur cinquante individus traités de cette manière, nous amputerions peut-être inutilement deux cuisses, mais nous sauverions la vie à quarante hommes au moins, tandis qu'en tentant la conservation de tous ces membres, nous pourrions perdre quarante-huit blessés (1).

1. *Relation chirurgicale du siège de la citadelle d'Anvers.*

Ravaton dit que si on n'ampute pas dans la fracture du fémur par un coup de feu la maladie est à peu près mortelle.

Schmuckre soutient qu'on ne sauve qu'un malade sur sept parmi ceux qui en sont atteints. *Lombard* tient le même langage. M. *Ribes* père (1) n'en a vu, pour sa part, guérir aucun complètement, lorsque c'était la partie moyenne de l'os qui avait été fracturée.

M. *Gaultier de Claubry* est de la même opinion sur ce point que M. *Ribes* ; il dit même qu'à l'armée d'*Espagne*, presque tous les militaires dont la cuisse avait été fracturée sont morts quand on ne les a pas amputés sur le champ de bataille.

Les combats de juillet en 1830 et juin 1832 ont mis les chirurgiens des hôpitaux de Paris à même de reconnaître la justesse de ce fâcheux pronostic. Je l'ai répété souvent, disait M. Dupuytren (2) dans une de ses leçons cliniques, à la suite des fatales journées de juin 1832 et, je le répète pour la dernière fois d'après les faits dont j'ai été témoin, principalement en 1814-1815 et 1830, mon opinion est sur ce point inébranlable.

Dans les fractures compliquées, surtout dans celles par armes à feu, en rejetant l'amputation on perd plus d'individus qu'on ne sauve de membres.

Des cas d'amputation. — Une plaie simple et dans laquelle une balle produit seulement une perforation des chairs, n'exige jamais l'amputation, dit M. Dupuytren, et

1. Mémoire sur la fracture, de la plaie produite par armes à feu, 1831.

2. *Leçons clinique*, t. I., Des plaies produites par les armes de guerre.

cette ressource ne pourrait, dans un cas pareil, devenir urgente que lorsque, par suite d'un traitement mal dirigé, ou par suite de l'absence de tout secours, ou d'une disposition individuelle particulière, qui rend la maladie rebelle aux traitements les mieux combinés, cette blessure se compliquerait d'accidents que rien n'a pu entraver tels que sphacèle, inflammation avec étranglement, suppuration abondante, excessive, qui épuise le malade et menace de le faire périr.

Mais ordinairement un traitement méthodique local et général, ainsi que nous l'avons dit, amène ces sortes de blessures à une terminaison presque toujours heureuse.

B. — Le fracas d'os des membres par une balle est un des cas qui réclament le plus souvent l'amputation, lors même qu'il n'existe aucune autre complication que celle ci.

Quand l'os principal d'un membre est brisé en éclats par une balle, il est bien difficile de déterminer les cas dans lesquels l'amputation doit être pratiquée.

C'est ici que la prévision de l'homme de l'art, comme nous l'avons dit, est souvent en défaut.

Si le désordre est médiocre, si les esquilles ne sont pas en nombre trop considérable, ce dont il est facile de s'assurer avec le doigt après avoir débridé, si les parties molles ne sont point trop endommagées, on peut tenter de conserver le membre après avoir fait les débridements convenables pour prévenir les inflammations par étranglement, extrait les esquilles, etc.

On met le membre malade dans l'appareil des fractures compliquées, on le panse régulièrement une ou deux fois par jour, suivant l'abondance de la suppuration ; on entretient la plus grande propreté, et souvent on guérit les malades, principalement quand il s'agit des membres supérieurs, et que les individus sont sains et d'une bonne constitution.

Mais quand le désordre des parties molles est grand, qu'il y a beaucoup d'esquilles éparses çà et là au milieu des parties, que ces parties molles surtout sont elles-mêmes plus ou moins dilacérées, il faut amputer sans hésiter, surtout s'il y a en même temps lésion, ou de l'artère principale, ou des nerfs principaux du membre.

Cependant, on trouve encore des malades qui guérissent malgré ces effrayants désordres, malgré un grand délabrement des parties molles, et le fracas des os, et toujours on citera des exemples de militaires blessés de cette sorte sur le champ de bataille, qui se sont obstinément refusés à l'amputation qu'on leur présentait comme la seule et unique ressource qui leur restait pour leur sauver la vie, et qui ont cependant guéri. Il y a peu de chirurgiens habiles qui n'aient eu dans leur vie de pareils exemples, mais ce sont des exceptions qu'il est impossible de prévoir et qui ne peuvent renverser le principe.

Tant que ce seront des hommes qui feront la chirurgie, on verra les mêmes choses, les mêmes erreurs ; il faudrait que Dieu envoyât des anges sur la terre afin de se livrer à la pratique de cette branche de l'art de guérir, pour décider ces cas épineux. Il y en a, en effet, qui sont tellement au-dessus de toute espèce de prévision humaine, qu'il est impossible qu'on n'ampute point quelquefois des membres qui auraient pu être conservés ; mais on peut presque affirmer que si on tentait cette conservation de membres sur tous les individus qui se trouvent dans les circonstances que nous avons indiquées, on en sauverait à peine un ou deux sur cent, et tous les autres succomberaient.

Ces résultats s'observent dans la pratique civile, à bien plus forte raison encore doivent-ils se rencontrer à l'armée, où les hôpitaux sédentaires et réguliers sont fort rares, et où il est impossible de donner aux blessés tous les secours convenables.

C'est surtout alors que l'amputation est bien plus indiquée, et fait courir beaucoup moins de chance aux blessés.

C. — Une lésion semblable à une grande articulation, c'est-à-dire, le fracas des extrémités osseuses, l'ouverture de la capsule articulaire, la dilacération des ligaments, etc., réclame plus impérieusement peut-être encore l'amputation ; car malgré les traitements les plus méthodiques et les plus rationnels, les malades succombent presque toujours, si on n'a point recours à ce moyen.

D. — La lésion du vaisseau principal d'un membre n'exige pas l'amputation ainsi qu'on le faisait autrefois presque toujours dans ces cas ; nous avons vu qu'on devait alors avoir recours à la ligature des deux bouts du vaisseau artériel divisé.

Mais lorsque, à cette complication déjà fort dangereuse par elle-même, se joint la fracture comminutive des os, les chances de guérison sont moins nombreuses encore, et l'amputation devient presque inévitable.

C'est en vain que l'on rapportera des exemples d'individus blessés aussi grièvement, et qui ont encore sauvé leur membre avec leur vie.

Le principe d'avoir recours à l'amputation, dans ces cas, n'en est pas moins sûr, et l'expérience vient chaque jour en confirmer l'excellence. Pour justifier la conservation du membre dans une lésion pareille, il faudrait que la fracture de l'os fût très simple, et cela est fort rare.

E. — La section seule des nerfs principaux des membres ne réclame jamais l'amputation ; les inconvénients qui résulteraient d'une paralysie plus ou moins complète d'un membre volumineux, ne peuvent jamais être mis en balance avec les dangers inévitables de son ablation. Cette lésion seule des nerfs n'exigerait cette ressource que dans le cas où des accidents très graves, tels que le tétanos, se déclareraient et ne céderaient pas aux moyens ordinaires.

L'amputation pourrait peut-être alors être une dernière ressource quelquefois utile, mais le plus ordinairement inefficace, ainsi que nous l'avons dit.

Lorsque la lésion des nerfs principaux du membre est unie à la lésion du vaisseau principal de ce membre, l'amputation n'est pas absolument urgente ; car on a des moyens efficaces à opposer à cette dernière blessure, toutefois, on ne peut se dissimuler qu'on n'a que très peu de chance de guérison, puisque le membre se trouvera privé de ses éléments de nutrition, momentanément au moins, et de sa sensibilité et de ses mouvements pour toujours : mais si à ces deux ordres de lésions vient se joindre le fracas de l'os ou des os du membre, ou l'enlèvement d'une quantité considérable de parties molles, l'amputation devient indispensable.

F. — Les blessures faites par des projectiles lancés par

les bouches à feu sont celles qui causent au plus haut degré sur les membres, les ravages qui nécessitent l'amputation. Nous avons déjà vu que lorsqu'un membre avait été complètement enlevé par un projectile lancé par un boulet, il fallait procéder de nouveau à une amputation régulière, au-dessus de l'endroit emporté. Il y a cependant une exception à ce principe. En effet, supposons qu'un boulet ait emporté le bras dans son articulation avec le scapulum, et une portion de ce scapulum lui-même, ici il n'y a point d'amputation à faire, en effet ; aux dépens de quoi serait-elle faite ? Il en est de même de l'ablation de la cuisse dans l'articulation coxo-fémorale.

Le chirurgien, dans cette circonstance, doit seulement régulariser la plaie autant que possible, enlever les portions osseuses, détacher les parties escharifiées, les corps étrangers, arrêter les hémorrhagies, enfin mettre cette plaie dans les conditions les plus avantageuses pour obtenir le moins d'accidents primitifs ou consécutifs. Les plaies de cette nature sont d'ailleurs toujours fort dangereuses, à cause de la commotion générale qui les accompagne, des inflammations excessives qui surviennent, de l'énorme suppuration qui est inévitable, des hémorrhagies, des frais que la nature est obligée de faire pour opérer une cicatrice aussi étendue, enfin à cause des maladies des organes intérieurs qui sont si communes pendant leur durée.

Quand les projectiles lancés par les bouches à feu ont fracassé un membre à sa partie moyenne ou à ses extrémités, que la peau soit intacte ou non, mais que les parties molles sous-jacentes soient mâchées, contuses, déchirées, broyées, de telle sorte qu'il en doit résulter malgré tout ce qu'on peut faire, un engorgement inflammatoire très violent, survi d'une suppuration excessive ou de la gangrène, on doit encore avoir recours à l'amputation. Lorsqu'une quantité énorme de chairs a été enlevée à ce membre, que les diverses parties qui le constituent ont été presque toutes arrachées et dispersées, que les vaisseaux et nerfs principaux ont été rompus et dilacérés, etc., etc., il est encore urgent de pratiquer l'amputation, et ce serait une infraction aux règles de la saine chirurgie consciencieuse mais timide. Les auteurs sont pleins d'exemples de guérisons surprenantes à la suite de pareilles blessures. Mais souvent aussi on a lieu de se repentir de ne pas avoir pratiqué les amputations, car les accidents augmentent quelquefois et obligent d'y avoir recours plus tard.

Aux armées on doit tenir compte, pour se décider à pratiquer ces amputations, de la fréquente nécessité d'un transport plus ou moins long et pénible : ici, dans les cas douteux, on doit plutôt se déterminer à pratiquer l'amputation, car on dirige mieux dans ces moments embarrassants, une plaie simple comme celle qui résulte d'une amputation, que celles qui sont compliquées de fracas aux os, aux articulations, de lésions aux artères, etc.

Est-il possible, en effet, dans les désordres et les tumultes qui se présentent dans les ambulances pour le transport des blessés, de faire les opérations qui pourraient amener la conservation des membres, de donner à ces blessés les soins minutieux, nécessaires dans ces blessures, d'agir enfin comme dans un hôpital civil, où règnent l'ordre, le silence et la tranquillité, et où on peut disposer de tout en abondance et avec facilité ? Nous ne le croyons pas ; aussi les chirurgiens militaires qui amputént les membres pour des fractures par des balles, ne sont-ils pas à blâmer. Le temps à consacrer pour pratiquer ces opérations délicates et pour donner des soins qui auraient pu conserver les membres, leur manquent, ainsi que les moyens convenables de transport, qui ne se fait souvent que sur des charrettes ou des voitures mal suspendues, dont les cahots multiples, en poussant les pointes des os brisés contre les chairs, les déchirent, font éprouver d'atroces douleurs, augmentent l'irritation, produisent des engorgements inflammatoires excessifs, et rendent la gangrène presque inévitable, et la mort presque certaine.

Dans les degrés moins tranchés où l'on est embarrassé pour décider si l'opération est nécessaire, ou s'il faut attendre, le chirurgien ne doit pas se borner à considérer la blessure, il doit aussi faire attention à la constitution du malade. C'est au chirurgien de peser mûrement les circonstances particulières à chaque individu ; il en est une encore qui doit le décider souvent à pratiquer cette opération, c'est le danger que courent les malades traités de ces blessures compliquées, en restant longtemps dans les hôpitaux. Le danger d'un long séjour dans cet établissement est diminué par une amputation, puisque l'on convertit cette blessure en une plaie susceptible d'une très prompte guérison, et on évite souvent de cette manière le développement de la fièvre et de la pourriture d'hôpital : on doit encore tenir compte des cas dans lesquels on est obligé d'abandonner les blessés atteints de plaies aussi graves, et qui peuvent rester pendant longtemps sans être pansées.

Lorsque l'amputation a été faite, cet inconvénient est beaucoup moindre.

G. — Il est enfin des amputations réclamées pour des plaies par armes à feu, qui ont été regardées comme curables et traitées en conséquence, mais qu'il eût été impossible de prévoir dans les premiers temps : tels sont les cas de nécroses, de caries, de fistules produites par la présence de corps étrangers, qu'on n'a pu extraire, qui entretiennent des suppurations opiniâtres, et qui épuisent les malades, des difformités produites par des cals mal faits, de fausses articulations de membres atrophiés et de fistules, etc., d'articulations atteintes de tumeurs blanches, des plaies qui n'ont pu jamais se fermer à cause de leur trop grande étendue.

C'est au chirurgien à juger si les accidents qu'éprouvent les blessés réduits en cet état, sont trop graves pour ne pas pouvoir durer plus longtemps sans compromettre leur vie ou la leur rendre insupportable ; c'est à lui de peser si ces considérations et une foule d'autres, doivent faire passer outre sur les dangers d'une amputation, opération toujours très grave, et qui seule fait souvent périr les individus qui y sont soumis.

DE L'ÉPOQUE A LAQUELLE LES AMPUTATIONS DES MEMBRES DOIVENT ÊTRE PRATIQUÉES

Lorsque l'amputation a été jugée indispensable, dit M. Dupuytren (1), à quelle époque doit-on la pratiquer ?

1. Leçons clinique, t. I, sur les blessures faites par armes de guerre.

Faut-il attendre que des accidents nouveaux confirment davantage la nécessité d'y avoir recours, ou bien faut-il prévenir ces accidents et pratiquer l'amputation immédiate, ou l'amputation tardive ? Cette grande question a été agitée depuis longtemps par des hommes du plus grand mérite, et elle a été décidée en faveur de l'amputation immédiate. Des faits très nombreux, recueillis pendant les différentes guerres, ont mis hors de doute la vérité de cette doctrine.

Joseph Duschesn (1) paraît être le premier écrivain sur la chirurgie militaire dans l'ouvrage duquel on trouve la recommandation de faire l'amputation de suite dans les blessures graves des extrémités.

Wiseman, dans le même siècle (2), la recommandait aussi dans les mêmes cas.

L'Académie royale de chirurgie, sentant toute l'importance du sujet, proposa en 1745, un prix pour la meilleure dissertation sur cette question. « L'amputation étant absolument nécessaire dans les plaies compliquées de fracas d'os, et principalement dans celles qui sont faites par armes à feu, déterminer les cas où il faut faire l'opération, et ceux où il convient de la différer, et en donner les raisons. »

Faure, qui se prononça contre l'amputation faite sur le champ, eut le prix. Il prétendit qu'il fallait pour pratiquer l'amputation, attendre que tous les accidents primitifs fussent dissipés, pour en espérer le succès. Il eut des parti-

1. Traité de la cure générale et particulière des arquebusades, publié à Paris en 1625.
2. Chirurgical treatise.

sans et des adversaires, et parmi eux on remarque surtout Boucher, qui inséra parmi les mémoires de l'Académie, une dissertation destinée à réfuter l'opinion de Faure. Il pense qu'il est au contraire plus avantageux de faire l'amputation sur le champ, que de la retarder et d'attendre la réaction générale.

Les partisans de Faure prétendirent avec lui que les amputations faites sur le champ, avant que le malade ait eu le temps de se remettre de son trouble et de l'ébranlement que sa blessure lui a causé, augmentaient ces accidents et qu'elles avaient alors presque toutes des suites funestes. Mais l'expérience a prouvé, dit M. Dupuytren, que l'amputation, développant dans ces moments beaucoup moins de douleur, cet état était plus avantageux que nuisible. Sans doute, il faut laisser reprendre un peu de calme au malade ; en l'opérant alors, on s'exposerait moins à voir l'écoulement d'une certaine quantité de sang et les douleurs inévitables d'une amputation qui peut achever son épuisement et le faire succomber. Mais cet état de stupeur étant passé, en pratiquant l'amputation immédiatement ou presque immédiatement, on évite le développement d'une réaction générale très forte, d'une fièvre violente, des spasmes, de la phlébite, de la résorption purulente, des abcès viscéraux etc., etc., et les diverses opérations indispensables, tels que les larges et profonds débridements, pour prévenir tous les accidents qui dépendent d'un grand fracas d'os, de la présence de corps étrangers, etc., opération presque aussi dangereuse que l'amputation elle-même ; ces douleurs, et la série des accidents qui les suivent, sont donc épargnés aux malades par l'amputation immédiate.

Ces accidents inévitables qui précèdent une amputation tardive, laissent d'ailleurs après une longue série de maux, le malade dans l'attente, dans l'incertitude même d'une opération très douloureuse dont le succès est incertain, et qui ramène à son tour d'autres accidents qui enlèvent souvent le blessé.

Sans doute, lorsqu'on se décide à pratiquer l'amputation sur le champ, on s'expose dans certains cas à priver des malades d'un membre qu'on aurait pu leur conserver, en la différant, parce qu'on aurait eu le temps de constater si ces malades peuvent résister aux chances que fait courir cette considération ; mais on ne doit point être arrêté par cette considération ; car, pour quelques membres qu'il serait possible, à la rigueur de conserver, on laisserait périr au milieu d'accidents primitifs ou consécutifs beaucoup de malades dont on aurait sauvé la vie en les amputant sur le champ.

Cette grande question n'est donc plus indécise actuellement, et presque tous les chirurgiens sont d'accord sur ce point. Il est généralement admis maintenant, lorsque l'amputation est jugée nécessaire, qu'il faut la pratiquer sur le champ, c'est-à-dire laisser seulement passer les premiers moments d'agitation sans rien faire, et l'abattement et la commotion du malade se dissiper.

Cette période s'étend depuis une jusqu'à six ou huit heures après que les blessures auront été reçues ; généralement, cependant, il suffit de une heure jusqu'à trois. Mais quand il a été impossible de donner tous les secours convenables, que l'amputation n'a pu être pratiquée sur le champ, ou bien qu'on a cherché à tenter de conserver. des membres très endommagés, quels sont les signes qui annoncent qu'il est temps de renoncer à ce traitement, et quel est l'instant favorable à saisir pour pratiquer l'amputation consécutive? C'est lorsqu'on commence à s'apercevoir que ce traitement est tout à fait infructueux, que la suppuration est excessive, l'affaiblissement du malade visible, qu'il a de la fièvre, des sueurs, du dévoiement, de l'insomnie, etc. Il ne faut point attendre cependant que les forces du blessé soient tellement affaiblies qu'il n'en ait plus assez pour supporter les douleurs de l'amputation. Quant à l'état physique, c'est beaucoup pour le malade d'être encore dans des conditions heureuses de forces, pour supporter l'amputation ; mais quant au moral, cela est aussi très important. Car il faut compter avec l'état de tristesse et d'abattement dans lequel doit se trouver le malade qui s'est flatté ou que l'on a flatté pendant longtemps de la guérison, et auquel on est obligé de déclarer enfin que l'amputation est la seule ressource à employer, enfin, que toutes les douleurs qu'il a éprouvées, tous les risques qu'il a courus sont en pure perte.

Quelques circonstances cependant peuvent engager le chirurgien à hâter cette amputation, ou à la retarder.

Telle est, par exemple, la complication, d'une hémorrhagie provenant d'une des principales artères d'un membre : en ayant recours de suite à l'amputation, dans ce cas, on met un terme à tous les accidents hémorrhagiques et autres.

Ranby (1) chirurgien du roi d'Angleterre Georges II vanta beaucoup les avantages de l'amputation immédiate. Pour procurer sur le champ du soulagement aux blessés,

1. Method of treatinggun Shot woand. London, 1781.

et pour faciliter l'exécution des opérations nécessaires, il proposa que les chirurgiens, durant la bataille, se rassemblassent en petits corps, et stationnassent à l'arrière garde de l'armée.

Ledran (1) se déclara le partisan de l'amputation immédiate.

La vérité de cette doctrine est confirmée dit MM. A. Paillard et Marx, chaque jour par de nouveaux faits, et les chances de salut pour les malades ainsi opérés ont été bien plus grandes que du temps de Faure. En effet, cet auteur nous apprend que, sur trois cents amputations environ faites après la bataille de Fontenoy, une trentaine seulement furent suivies de succès. Tandis que d'après Dupuytren (2) on pourrait sauver plus des trois quarts des amputés, dont à quelques-uns les deux membres, ce qui tient surtout à ce que l'on ampute immédiatement tout ce qui est jugé digne de cette opération.

A l'armée d'*Italie*, en 1796. M. Larrey eut la douleur de voir dans les hôpitaux beaucoup de blessés périr victimes de la confiance que les chirurgiens de cette armée avaient dans les principes de Faure.

Bonaparte, général en chef, sentit qu'une ambulance volante était seule capable, en cas de nouvelles hostilités, de prévenir de semblables accidents, et c'est d'après son ordre que M. Larrey forma les divisions d'ambulance dans lesquelles on disposait les jours de bataille tout ce qu'il fallait pour amputer le plus promptement possible, et dès lors on sauva un grand nombre de blessés par l'amputation.

1. Manuel de chirurgie militaire.
2. Traité théorique et pratique des blessures par armes de guerre.

Lors du terrible combat naval du 1er juin 1794, M. Fér-
coc, chirurgien-major du vaisseau le *Jemmape*, écrivait à
M. Larrey que, sur soixante individus amputés immédiatement après leurs blessures, et transportés à l'hôpital de
la marine de Brest, deux seulement moururent du tétanos;
tous les autres guérirent. L'un d'eux avait été amputé des
deux bras. Le chirurgien du vaisseau le *Téméraire*, qui
fut pris par les Anglais, voulut remettre, d'après les con-
seils de leurs médecins, jusqu'à son arrivée dans le port,
l'amputation indiquée pour plusieurs blessés; mais il eut
la douleur de les voir tous périr dans le trajet.

Après l'affaire de Neubourg, Percy fit 92 amputations,
et 86 guérirent, et M. Larrey en guérit 12 sur 14.
M. Maclet parle de 11 militaires qui, blessés à la bataille
d'Aboukir, amputés dans les premières vingt-quatre heures,
guérirent, tandis que 3 autres amputés huit jours plus
tard moururent.

Pendant la guerre d'indépendance des États-Unis d'Amé-
rique, en 1780, les chirurgiens de l'armée française firent
un grand nombre d'amputations d'après l'opinion alors
généralement adoptée en France, qu'on ne devait opérer
qu'après la cessation des accidents primitifs : presque tous
les blessés moururent après l'opération. Les Américains, au
contraire, qui eurent le courage de pratiquer l'amputation
immédiatement ou dans les premières vingt-quatre heures,
ont sauvé la vie à beaucoup de malades, malgré que les
blessés français étaient, sous le rapport de la situation de
l'hôpital, dans des conditions bien plus avantageuses que
celles des blessés américains.

Le grand succès qui suivit l'amputation pratiquée sur le

champ de bataille, fut bien évident après la] glorieuse bataille de Toulouse en 1814. Guthrie rapporte que, sur 47 amputations qui furent remises, 21 eurent une terminaison fatale.

A l'attaque de la Nouvelle-Orléans par les Anglais en 1814, sur 45 amputations immédiates, 38 furent sauvés, tandis que sur 7 des amputations consécutives, 2 seuls guérirent. On voit aussi, par le mémoire de M. Del Signore, chirurgien de l'armée égyptienne, qu'à l'issue du combat de Navarin, sur 31 amputations immédiates, ce praticien ne perdit qu'un malade, tandis que de 38 qu'il amputa les jours suivants, il n'en sauva que 25.

Pour les fractures de la cuisse par des coups de feu, l'amputation est plus formelle peut-être que dans les autres cas.

Ravaton dit que, si on n'ampute pas, cette fracture est à peu près constamment mortelle.

Schaker, Lombard tiennent le même langage, M. Ribes, qui n'en a vu guérir aucun, donne l'histoire de dix sujets que les soins les mieux entendus ne purent conserver, et dit que, à l'hôtel des Invalides, sur un total de 4000 individus, il n'en a pu trouver un seul qui ait été guéri de ce genre de blessure. M. Ivan lui en a montré deux en 1815, mais qui conservent des fistules, et qui ont fini par succomber aux suites de leurs fractures. M. Gaultier de Clambry, ancien chirurgien de la garde impériale française, partage l'opinion de M. Ribes.

Nous sommes plutôt partisan de l'amputation immédiate.

PLAIES COMPLIQUÉES DE LA PÉNÉTRATION DES PROJECTILES DANS LES CAVITÉS SPLANCHNIQUES

Thorax. — Les plaies pénétrantes de la poitrine sont extrêmement fréquentes, puisque, sur 1000 blessés, on en rencontre 83 : leur mortalité est considérable ; elle a été trouvée par le docteur Chenu de 45 0/0 dans la campagne d'Italie, et de 88 0/0 dans celle de Crimée (1). Cette mortalité d'ailleurs n'a rien de surprenant si l'on considère la délicatesse et le rôle majeur joué par les viscères atteints.

Poumon. — Tous les auteurs se sont trouvés d'accord pour rejeter l'extraction des balles dans le poumon et beaucoup n'admettent pas l'exploration.

Pour A. Paré (2) la présence du projectile dans une plaie par arme à feu en est la plus grave complication, aussi faut-il l'extraire à tout prix, car autrement la plaie ne se pourrait jamais reprendre et récidiverait. Plus de deux cents ans après, Percy (1792) (3) affirme que les balles gênent toujours les fonctions, éternisent des fistules, et causent toutes des infirmités, qu'il faut toujours aller les chercher, même dans les os, en les trépanant, si l'extraction ne peut se faire autrement.

Jobert de Lamballe fut un des premiers à conseiller de laisser les projectiles dans les tissus, chargeant l'économie

1. Statistique de Spillmon.
2. *Traité de la nature et de la curation des plaies de pistolet, arquebuses et autres bastons à feu,* Paris, 1568.
3. Manuel du chirurgien d'armée.

du soin de les isoler, mais il ajoute que le kyste peut manquer, et les fistules persistent alors jusqu'à l'extraction du corps étranger (1).

A. Barard pense (2) que toutes les fois qu'un corps étranger, introduit dans les parties, n'est pas assez irritant pour produire l'inflammation, il détermine la formation d'une poche séreuse où il est toléré sans produire aucune gêne (3). La marche du projectile dépend d'ailleurs du degré d'inflammation : si elle est violente, il se formera un abcès ; si elle est modérée, elle donnera naissance à un kyste. On voit donc que la faible vascularité d'une région blessée ou une hémorrhagie locale abondante sont des conditions favorables à l'enkystement. Enfin des projectiles qui d'abord n'ont pu s'enkyster, après avoir irrité la plaie et avoir donné lieu à des fistules pendant un temps plus ou moins long, peuvent tout à coup, en vertu des circonstances spéciales, guérir assez rapidement.

Pour arriver à reconnaître la présence d'un corps quelconque, et pour l'enlever, deux opérations sont alors nécessaires : l'exploration, puis l'extraction.

Quelle doit être la conduite du chirurgien ? Doit-il comme le veulent Boudens, Bégin, Larrey et Sédillot, aller chercher et extraire à toute force les corps étrangers, ou bien, à l'exemple de Jobert, doit-il prendre pour règle de conduite l'expectation et le repos du blessé, pour ne tenter au contraire l'extraction que dans des cas spéciaux ? Cette seconde manière de voir, plus conforme à l'esprit de la

1. *Bulletin de l'Académie*, 1818, t. XIV.
2. Dict. en 30 vol., t. IX.
3. *Thèse de Chesney*, 1874, Paris.

chirurgie de nos jours, qui s'intitule à bon droit conservatrice, nous paraît devoir être adoptée dans la majorité des
cas, comme n'ayant aucun inconvénient.

Percy n'en autorise la recherche que dans un cas : c'est
lorsque le lobe qui contient le projectile est adhérent à la
plèvre, et que l'on pénètre facilement jusqu'à lui. C'est
encore de trop parce que les plaies du poumon guérissent
souvent et par première intention.

Pourquoi alors les irriter et s'exposer à des accidents
(hémorrhagies, emphysème, pneumo-thorax, etc.) puisque l'avis unanime est que le tissu pulmonaire est un des
tissus qui supportent le mieux les projectiles ?

« Il n'y a pas toujours lieu de désespérer du salut d'un
blessé qui conserve un corps étranger dans la poitrine.
Après avoir déterminé de graves accidents inflammatoires
ou des hémorrhagies, celui-ci finit quelquefois par être
supporté sans accidents. » Mance (1) rapporte « qu'une
lame de fer resta pendant quinze ans, environ, dans un
canal accidentel à paroi lisse que lui formait la substance
pulmonaire, et s'étendait du premier espace intercostal
jusqu'au dernier, en traversant par conséquent le poumon
dans tout sa hauteur ; cette portion de l'instrument vulnérant n'était pas rouillée, sa surface avait l'apparence du
bronze » ; Berckon (2) a relaté, en la rectifiant, l'observation citée par plusieurs auteurs, d'un forçat qui vécut six
ans au bagne de Rochefort, et dans la poitrine duquel
on trouva un fragment d'arme blanche long de 83
millimètres, fixé entre la première côte en avant et la tête

1. *Bulletin de la Société anatomique*, 1829, p. 51.
2. *Gazette hebdomadaire*, 1861, p. 209, 225, 241.

vertébrale de la quatrième côte en arrière ; ce corps étranger avait lésé le poumon ; d'après Guillon (1), il était logé dans un canal cartilagineux formé aux dépens de l'organe. Nisle a recueilli l'observation d'un homme qui, blessé en 1814, par un coup de feu entre la deuxième et la troisième côte, succomba en 1830, à une affection générale ; à l'autopsie, la balle fut trouvée dans une cavité grande comme un œuf de poule, creusée dans la partie antérieure du lobe inférieur du poumon droit.

Enfin Percy (2) cite, d'après Murat, le fait d'un homme dans le poumon gauche duquel on trouva une balle, et qui après sa blessure, n'en n'avait pas moins vécu vingt ans en bonne santé.

D'autres fois les corps étrangers sont rejetés par expectoration. Un ami de Percy (3) le marquis de Ravilly, était en bonne santé, dix ans après avoir reçu un coup de feu à la poitrine, bien qu'ayant expectoré plusieurs fois du pus en abondance et jusqu'à des étoupes qui avaient servi à bourrer le fusil. Réveillé-Parise (4) rapporte qu'un officier, blessé en 1813, sur les bords de la Bidassoa, par un coup de feu à la poitrine, rejeta par expectoration, douze jours après la blessure, un morceau de drap bleu et une petite esquille. L'année suivante, il rendit une seconde esquille pendant un violent accès de toux (5).

1. *Archives Générales de médecine*, 1831. t. XXV, p. 253.
2. Percy. *Manuel du chirurgien d'armée*, p. 125.
3. Percy. *Manuel du chirurgien d'armée*, p. 125.
4. Réveillé-Parise. *Archives générales de médecine*, 1re série VIII, p. 510.
5. *Loco citato*, p. 529.

D. J. Larrey (1) dit en avoir vu plusieurs exemples. Legouest (2) pense que ces cas doivent être fort rares et que vraisemblablement dans ces circonstances, le projectile n'a pas quitté les parois thoraciques. Une balle tombée dans la plèvre est habituellement entraînée par la pesanteur vers la partie la plus déclive, et la collection de liquide qu'elle détermine, s'écoule avec plus ou moins de facilité, selon la situation de la plaie ou de l'ouverture fistuleuse qui lui succède. Un abcès phlegmoneux ou subaigu se forme quelquefois sur les parois de la poitrine, à la hauteur même qu'occupe la balle, et indique le lieu où il faut inciser pour en pratiquer l'extraction. D'autres fois l'exploration faite avec une sonde de gomme élastique, reconnaît la présence et la position exacte du projectile déplacé par la suppuration et permet de faire une incision pour l'extraire.

A partir de cette époque il se rétablit parfaitement. Mais, la plupart du temps, les corps étrangers restés dans le poumon donnent lieu à la pneumonie et à la suppuration du poumon. L'inflammation du poumon s'étend parfois aux parois thoraciques ; un abcès dans le fond duquel on rencontre le corps étranger se fait jour à l'extérieur. Réveillé-Parise cite un cas de ce genre ; le corps étranger était une portion de hausse-col extraite un mois après la blessure d'un abcès extérieur qu'il avait déterminé.

Une balle tombée dans la cavité des plèvres soit directement, soit après avoir intéressé le poumon, peut y séjour-

<hr>

1. D. J. Larrey. *Clinique chirurgicale*, t. II, p. 202.
2. Legouest. *Traité de chirurgie d'armée* p. 360.

ner impunément et y demeurer libre et flottante. Cette innocuité que Percy (1) s'est plu à rappeler, est un phénomène rare; l'inflammation de la plèvre et la production d'un épanchement de pus sont, au contraire, des accidents communs. La balle peut rester en place, se cantonner dans l'épaisseur des parois de la poitrine, s'engager dans l'intervalle des côtes, s'y fixer et y demeurer pendant un temps assez long sans produire des accidents notables.

Lorsque le corps étranger ne détermine pas d'abcès à l'extérieur ou ne peut être reconnu, et qu'il donne lieu à une source intarissable de matière purulente, ou si la plaie vient à se fermer, à un épanchement de pus, il convient de pratiquer l'opération de l'empyème par incision, dans l'endroit le plus déclive du foyer, aussi bien pour donner issue au liquide que dans l'espoir de revoir le corps étranger se présenter spontanément par la contre-ouverture, ou être entraîné par *des injections déter-sives.*

Les plaies pénétrantes de la poitrine par coups de feu et celles qui ont déterminé des épanchements de pus restent quelquefois fistuleuses, et résistent à tous les moyens chirurgicaux mis en œuvre pour obtenir la guérison.

Il convient alors de la maintenir ouverte, afin de permettre le libre écoulement du pus au dehors et de prévenir les accidents que sa rétention pourrait occasionner. Moyennant cette précaution, les sujets atteints de cette in-

1. Percy, *Manuel du chirurgien d'armée,* p. 127.
2. Legouest, *loc. cit.*

firmité peuvent jouir d'ailleurs d'une bonne santé et prolonger leur existence au delà de quinze ou vingt ans.

Dupuytren dit : il ne faut pas trop se tranquilliser sur les propriétés des balles engagées au milieu des tissus, et ne pas grossir non plus les dangers qui peuvent résulter de leur recherche ; on ne doit être enfin ni trop entreprenant ni se décourager trop promptement dans les perquisitions que l'on fait. On cite une foule d'observations qui prouvent que la carie et la nécrose sont presque toujours le résultat de la présence d'une balle dans le tissu osseux, et qu'il faut toujours en tenter l'extraction, quand elle est possible. Les esquilles sont des corps étrangers dont l'extraction mérite une très grande attention, quand elles sont tout à fait superficielles.

Mais si elles sont profondément placées, et au milieu de parties dangereuses à intéresser, et s'il y a trop de difficulté pour les avoir, il faut les abandonner à la suppuration qui suffit au bout d'un certain temps pour les détacher complètement. Il en est de même des esquilles tertiaires que la nature détache au bout d'un très long temps, il ne faut rien faire contre elles au moins dans les premiers temps.

C'est quelques semaines, plusieurs mois, et souvent plusieurs années après que la nature est parvenue à séparer ces esquilles du reste de l'os, que le chirurgien doit l'aider (1).

Quand les balles et les corps étrangers qu'elles entraînent avec elles ont pénétré dans les cavités splanchniques et qu'elles sont libres dans les cavités ou logées plus dans les organes que ces cavités contiennent, il faut les extraire.

1. *Leçons cliniques de blessures par armes de guerre.*

M. *Verneuil*, dans une de ses leçons cliniques sur des plaies produites par les balles de révolver, dit : Avant tout, il fallait se garder d'explorer la plaie et de faire des tentatives soit pour retrouver la balle, soit pour l'extraire. En effet, je vous ai prouvé par de nombreux exemples, tirés tant de ma pratique civile que de ma pratique hospitalière que les projectiles de petit calibre, tels que les balles, et surtout les balles de révolver, ne produisaient jamais ou presque jamais d'accidents par le fait même de leur présence dans l'épaisseur des tissus. Les projectiles peuvent causer de grands dégâts dans leur course, mais dès qu'ils sont arrêtés dans les tissus, on peut presque les considérer comme inoffensifs.

L'innocuité du séjour des balles dans les tissus étant admise, on voit que les explorations seraient tout au moins inutiles. Mais, messieurs, elles sont dangereuses, car toujours on produit des dégâts en recherchant le projectile, et souvent on a pu se repentir d'avoir introduit des instruments dans la plaie. En outre, le plus souvent cette exploration est infructueuse et ne permet pas de reconnaître la place du projectile.

D'ailleurs, la balle étant reconnue, il n'est souvent pas facile de l'extraire par son trou d'entrée. Si elle s'est aplatie sur les os, il est absolument nécessaire de faire des débridements ou une contre-ouverture, ce qui n'est pas toujours sans danger à ce moment-là. Nous ne voulons pas cependant être trop exclusif et dire qu'il ne faut jamais enlever le corps étranger. Il faut l'extraire, seulement dans le cas où cela est très facile, seulement dans le cas où on le trouve par la palpation et surtout quand il s'est éloigné de son trou d'entrée et placé sous la peau. En très peu de temps la plaie se cicatrisera (pansement par occlusion). C'est alors que l'on pourra sentir la balle sous la peau si elle est superficielle, l'extraire sans danger. Si, au contraire, elle est profonde on ne s'en occupera pas, et le blessé vivra sans gêne comme tant d'autres qui portent depuis longtemps de plus gros projectiles (1).

Médiastin. — Une balle logée dans le médiastin est, dit M. Codet (2), une balle perdue. Mais M. Legouest conseille d'aller à sa recherche avec une sonde de gomme, et de l'extraire, car elle pourrait donner lieu à des abcès très graves.

Dans ce cas il trépane le sternum pour évacuer le pus.

Cœur. — Non-seulement le pronostic des plaies du cœur est toujours plus ou moins incertain, mais le diagnostic lui-même en est souvent fort obscur, mais le traitement alors ?

Abdomen. — Les plaies pénétrantes de l'abdomen sont graves, mais leur gravité varie suivant les organes lésés (Codet) ; selon Legouest, elles se compliquent fréquemment de la présence de projectiles ou des corps étrangers entraînés par eux. Ajoutons ici, que, vu la grande irritabilité du péritoine, elles demandent beaucoup de ménagements ; par cela même, les corps étrangers nés sur place, tels que le sang et les matières alimentaires, si le tube digestif a été touché, acquièrent une gravité particulière. Lorsque la balle est restée dans la plaie, on ne saurait préciser si elle est tombée dans le péritoine, si elle a pénétré dans la cavité de l'estomac ou de l'intestin, ou si elle est logée dans le foie, la rate, ou dans les parois opposées à son entrée.

1. *Progrès Médical*, n° 25, novembre 29-1873.
2. Thèse 1878.

A l'exception de Boudens, tous les chirurgiens conseillent de ne faire aucune perquisition pour découvrir une balle perdue dans l'abdomen ; ils se fondent sur le danger des recherches et sur la possibilité de la guérison, malgré la présence de la balle. Maisonneuve repousse complètement l'exploration « Il ne faut pas s'amuser, dit Ledran, à chercher une balle si elle est perdue dans la capacité. »

Percy cite certains nombres de cas empruntés à Botal, Belloste, Ravatin, Bilguer, où des balles abandonnées dans l'abdomen n'ont occasionné aucun accident ou bien ont été rendues par les selles. Comme conclusion, il conseille de ne pas chercher à vouloir les extraire à toute force dans les premiers temps d'une blessure. « Cette pratique, dit Legouest (*loc. cit.*), est d'accord avec celle qui interdit l'exploration des plaies de la cavité abdominale, et qui laisse aux efforts de la nature le soin de la guérison, des solutions de continuité de l'intestin ne faisant pas issue au dehors. Nous sommes d'avis, avec Boudens, que, contrairement à ces préceptes, il faut aller à la recherche des balles perdues dans l'abdomen : nous pensons que l'introduction du doigt dans une blessure pénétrante de l'abdomen par coup de feu n'ajoute rien à la gravité de l'accident, alors même qu'elle n'a pas pour résultat de reconnaître la nature de la lésion ou la présence de la balle. Nous ne croyons pas qu'on soit autorisé à faire une incision à la région inguinale comme on l'a proposé, dans l'espoir de rencontrer le projectile dans la fosse iliaque ou de lui préparer une issue ; mais nous croyons que l'on doit rechercher la balle par la blessure ou par l'incision pratiquée dans le but de traiter la lésion de l'intestin, soit avec le doigt, soit avec une sonde métallique portée avec précaution dans différentes directions. On a bien vu quelquefois des balles perdues dans le ventre ne déterminer que peu d'accidents, ou se présenter extérieurement sur quelques points des parois ou du plancher de l'abdomen dans les foyers d'un abcès dont l'ouverture a amené la guérison ; mais dans l'immense majorité des cas, les corps étrangers déterminent ou bien une péritonite rapidement mortelle, ou bien des suppurations abondantes et de longue durée qui épuisent les blessés. »

Nous pensons que les plaies pénétrantes de la poitrine ou de l'abdomen sont très graves.

Après l'horrible bataille de la Smerdan (8 janvier 1878) qui eut lieu entre les Roumains et les Turcs, les 24 blessés que j'eus l'occasion d'observer, moururent tous du 8 au 20 janvier : ils avaient tous succombé dans l'espace de 12 jours.

Je n'ai vu qu'un seul blessé de la poitrine, qui ait guéri.

J'ai pu l'observer, 3 mois après la guerre, à l'hôpital de Malmaison, à Bucharest.

6 autres blessés que j'ai pu observer après la bataille de Plewna, et qui présentaient des plaies de l'abdomen, succombèrent après d'horribles souffrances.

Lorsque les combattants ne se trouvent pas loin les uns des autres, les balles arrivant avec une vitesse extraordinaire produisent des désordres presque toujours irrémédiables, comme hémorrhagie, pneumo-thorax, pleurésie, pneumonie et péritonite par la perforation des organes contenus dans la cavité abdominale et par irritation du péritoine.

Quelle sera donc la conduite du chirurgien, en présence

de tant de chances qui tendent déjà à hâter la terminaison fatale du malheureux blessé ?

Faut-il essayer de trouver la balle et de l'extraire ?

A quoi bon, puisque les organes importants ne peuvent continuer leurs fonctions, s'ils ne sont intacts ? Pourquoi donc tenter les sondages ou l'extraction et tourmenter inutilement les blessés ?

Nous avons vu un exemple de cette exploration pratiquée dans la cavité abdominale. Elle n'a fait que hâter la mort du blessé, déjà sous l'influence d'une hémorrhagie considérable provoquée par une balle qui avait frappé dans la région rénale à droite. Nous pensons, comme M. Verneuil, que l'exploration et l'extraction sont inutiles et même dangereuses.

CRANE ET ENCÉPHALE.

Les blessures du crâne avec corps étrangers ne sont pas rares. Si la balle est enclavée dans les os, Legouest fait l'extraction soit avec des pinces, soit avec la spatule, ou bien avec le trépan. Souvent les balles s'arrêtent entre les parois osseuses et la dure-mère en faisant un trajet plus ou moins long. Legouest n'hésite pas à trépaner. Enfin, pour le même l'extraction des corps étrangers, compliquant les lésions de l'encéphale, doit toujours être tentée.

Mais le fait suivant raconté par M. Verneuil est tout contraire. Un malade s'étant donné un coup de revolver dans la tête, la matière cérébrale est sortie pendant quelques jours. C'était un paludiaque, on lui a donné du sulfate de quinine, les accidents ont cessé, la plaie s'est cicatrisée et le malade a guéri.

Nous avons vu, dit M. Codet (1), dans le service de Dolbeau, un blessé qui s'était tiré un coup de révolver à la partie latérale droite du cou. Il resta plusieurs jours pour ainsi dire dans le coma, tandis que du sang et de la sérosité sortaient par l'oreille. Il a fini par guérir complètement au bout de six semaines sans que l'on ait songé à aller chercher la balle.

Les plaies pénétrantes du crâne sont presque toujours mortelles.

Deux observations, que j'ai recueillies, m'ont démontré leur gravité.

1. — Soldat du 5ᵉ régiment d'infanterie, âgé de 23 ans, a été atteint de deux balles dans la région frontale : double fracture à l'os ; la matière cérébrale s'écoulait par les ouvertures. Le malade présentant les symptômes d'une méningo-encéphalite aiguë, mourut après 33 heures, malgré tous les soins qui purent lui être donnés.

2. — Un soldat d'infanterie (Dorobant) qui se trouvait aux avant-postes dans la journée du 27 octobre, fut frappé par une balle dans la région temporale droite : il mourut après 3 jours, en présentant les mêmes symptômes.

Nous croyons qu'il ne faut pas s'amuser à chercher une balle si elle a pénétré dans le crâne.

1. Thèse, 1878.

La mission du chirurgien sur le champ de bataille est
des plus délicates. De sa décision dépend la plupart du
temps la vie des blessés. Mais l'expérience ne lui suffit pas :
il est important qu'il se tienne toujours au courant des
progrès de la science ; il faut qu'il sache au jour le jour
ce que tentent sur les divers points du globe les maîtres
de la science pour le bien de l'humanité, car son impéritie
peut encore augmenter les désastres de la guerre.

———

Imprimerie A. DERENNE, Mayenne. — Paris, boul. Saint-Mihel, 25

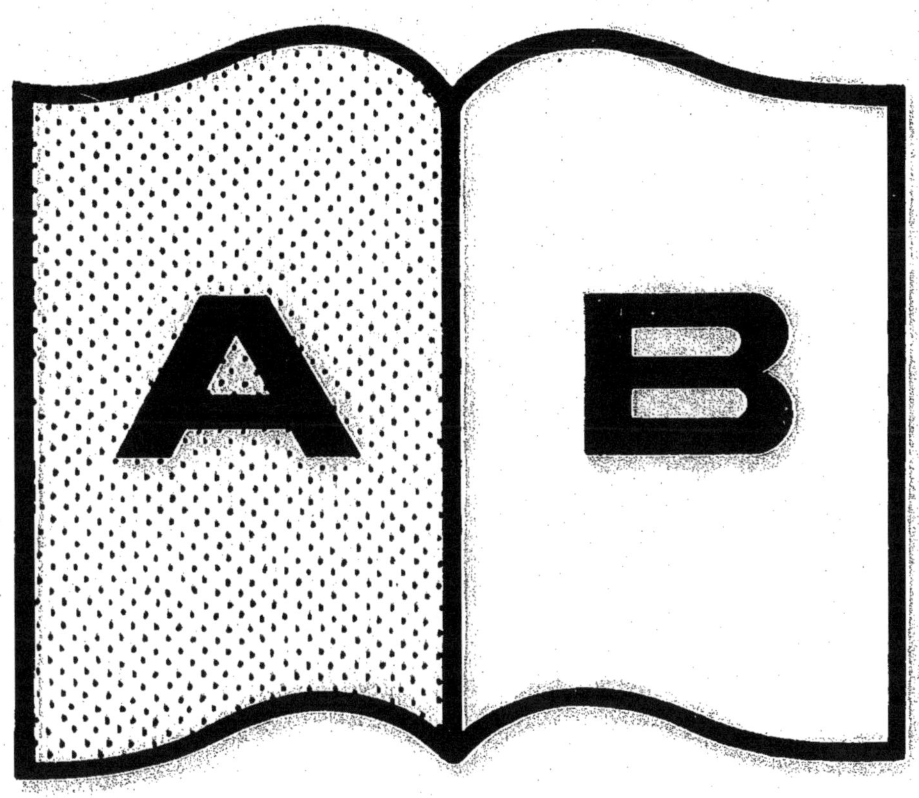

Contraste insuffisant

NF Z 43-120-14

9 782016 182789